D1634999

LE
RÉGIME
"FIT
FOR
LIFE"

Harvey et Marilyn DIAMOND

LE RÉGIME «FIT FOR LIFE»

LIBRE
EXPRESSION

Titre original :
FIT FOR LIFE
Traduction française par Patricia Mathieu

AVERTISSEMENT

Les auteurs ne donnent ni directement ni indirectement des conseils médicaux, pas plus qu'ils ne prescrivent un régime alimentaire comme traitement d'une maladie sans avis médical. Ils vous apportent simplement des informations qui vous aideront à coopérer avec votre médecin dans votre recherche du bien-être parfait.

Données de catalogage avant publication (Canada)

Diamond, Harvey, 1945-

Le régime «Fit for life», le régime Plus

Traduction de: Fit for life
Comprend un index
Bibliogr.: p.

2-89111-318-7

I. Macrobiotisme. 2. Santé. 3. Cuisine végétarienne.
I. Diamond, Marilyn. II. Titre.

RM235.D5214 1987   613.2'6   C87-096156-X

© Éditions Libre Expression, 1987, pour le Canada
244, rue Saint-Jacques, bureau 200, Montréal, H2Y 1L9

Dépôt légal:
2ᵉ trimestre 1987

ISBN 2-89111-318-7

Ce livre va changer votre vie ! Grâce à un programme d'alimentation simple et naturelle mis au point par deux célèbres nutritionnistes américains, Harvey et Marilyn Diamond, non seulement vous retrouverez votre poids idéal mais vous serez en pleine forme et débordant d'énergie. Plus question de comptabiliser les calories, ni de vous restreindre en permanence, finies les exigences des régimes, plus de risques de reprendre les kilos perdus ! Vous pourrez consommer à volonté les aliments que vous appréciez car vous allez apprendre à manger en fonction de votre cycle naturel de digestion.

Le programme de Harvey et Marilyn Diamond repose sur les principes de l'Hygiène Naturelle, dont les grandes lignes sont exposées dans cet ouvrage. Vous y trouverez également des menus agréablement composés et des recettes délicieuses, faciles à réussir. Toutes les informations, toutes les précisions et tous les conseils nécessaires vous sont donnés ici d'une manière claire. Mettez-les en pratique sans tarder pour conquérir ces biens inestimables que sont la minceur, la vitalité et la longévité.

PREMIÈRE PARTIE

LES PRINCIPES
par Harvey Diamond

Introduction

Faites-vous partie de ces personnes qui sont à la recherche d'un mode de vie qui leur permettrait de perdre du poids *de manière raisonnable* ? De ne jamais regagner ces kilos superflus ? Et d'y parvenir tout en continuant à profiter des joies des bons repas ? Si vous avez répondu à ces questions par l'affirmative, vous pouvez vous réjouir dès maintenant ! En effet, voici un programme qui vous permettra d'atteindre tous ces objectifs !

Cet ouvrage est le résultat de plus de quinze ans d'étude des relations existant entre les aliments que nous consommons et notre silhouette. Si vous êtes las des régimes alimentaires et si vous cherchez des informations pratiques susceptibles de vous permettre de maîtriser *vous-même* votre poids, sachez que cela est enfin possible : oui, vous pouvez devenir mince et le rester, sans privations.

Manger et apprécier la nourriture, sans avoir faim ni éprouver de fringales, et, surtout, *toujours* conserver un poids stable, tel est l'objectif que je vous propose dans ce livre. *Il ne s'agit pas d'un régime !* C'est une manière de vivre très facile à acquérir pour tous : pas de comptabilité de calories, pas de sensation de faim ou de privation, pas de réduction des quantités d'aliments que vous consommez, pas de médicaments, ni de poudres miracles, mais une série de principes à observer dans votre façon de vous nourrir, rien de compliqué, rassurez-vous !

Au réveil, le matin, vous boirez un grand verre de jus de fruit *frais.* Choisissez les fruits que vous aimez, oranges, mandarines, pamplemousses pressés tout simplement au moyen d'un presse-fruits ou, si vous possédez une centrifugeuse, fraises, melon, ou encore pastèque. L'essentiel est que vous commenciez votre journée par un jus de fruit frais.

11

Si vous préférez, ou si vous voulez l'ajouter au jus de fruit, vous pouvez prendre une salade de fruits frais, ou simplement un fruit. Vous pouvez choisir n'importe quel fruit frais, mais *en aucun cas* des fruits en conserve. Vous avez le droit d'en manger à volonté. (Nous expliquerons par la suite pourquoi les fruits en conserve ne peuvent faire partie de votre alimentation.) Si vous avez pris un jus de fruit et un demi-melon par exemple, au petit déjeuner, il est possible que vous ayez une petite faim vers dix heures du matin. Dans ce cas, reprenez des fruits frais, une ou deux oranges, une pomme, des pêches, un autre demi-melon, des nectarines, ou encore des cerises ou du raisin, selon la saison. Si la faim continue de se faire sentir, mangez une ou deux bananes. L'important est de consommer des fruits dans la matinée, jusqu'à midi, et vous pouvez le faire aussi souvent que vous avez faim.

Au déjeuner, une grande salade comportant tous les légumes crus et frais que vous aimez (vous trouverez des recettes très variées pages 123 à 217), une tranche de pain complet beurrée, ou du potage. A moins que vous ne préfériez un confortable sandwich à l'avocat, à la tomate, au concombre, à la salade verte, ou aux endives, ou à plusieurs de ces légumes, avec de la mayonnaise ou du beurre.

Au dîner, si vous possédez une centrifugeuse, un jus de légumes, sinon des pâtes ou du riz au beurre, ou des pommes de terre, avec un assortiment de légumes cuits à la vapeur. Vous pouvez aussi choisir une salade niçoise ou une salade à la viande froide ; ou encore un bon potage avec des toasts de pain complet.

Vous pouvez également préparer un assortiment de légumes cuits à la vapeur, ou crus ou sautés, enveloppés dans des crêpes chaudes et agrémentés d'avocats ou de choux de Bruxelles. Il existe tant de possibilités et de recettes ! Vous connaissez déjà la plupart des plats que vous consommerez, et vous trouverez dans ce livre des menus nouveaux et originaux qui vous séduiront, tous à base de produits très courants dans le commerce. En fait, **ce n'est pas ce que vous mangez qui est important, mais le moment où vous mangez et la manière dont vous mangez.**

LE REGIME PLUS est fondé sur les cycles de notre organisme. Du fait qu'il s'appuie sur des principes *naturels*, son efficacité est garantie. Dans la vie, tout est gouverné par les lois physiques naturelles, y compris le corps humain, de sorte que pour perdre des kilos de manière efficace, nous devons agir en harmonie avec la nature.

A la base de ce système se trouve une vérité universelle concernant l'amaigrissement, une vérité qui n'a pas été bien comprise jusqu'à présent : **la réduction de poids saine et permanente est directement liée à la quantité d'énergie vitale dont vous disposez et à l'utilisation efficace de cette énergie pour éliminer les déchets (le poids excédentaire) de l'organisme.** Le point essentiel de ce programme est qu'il fonctionne *en harmonie* avec votre corps pour libérer de l'énergie. Ces nouvelles ressources d'énergie permettront à votre organisme de se débarrasser automatiquement de ses kilos superflus. Plus vous aurez d'énergie, plus vous perdrez du poids. Comme vous obtiendrez cette énergie par la nourriture, vous serez plus dynamique que vous ne l'avez jamais été. Ce programme n'est pas seulement destiné à vous faire maigrir, mais aussi à remédier à la baisse d'énergie dont souffrent beaucoup de gens.

Si, pour une raison quelconque, vous faites des écarts de régime, ne vous inquiétez pas. Contentez-vous d'y revenir *dès que possible* et vous en ressentirez les effets immédiats.

1

Les régimes ne marchent pas

Les gens se laissent aller à manger n'importe quoi, jusqu'à ce qu'ils ne puissent plus supporter l'image que leur renvoie leur miroir, ou constatent que leurs vêtements sont désormais trop étroits. Alors, ils s'obligent à suivre un régime pour effacer les négligences du passé. Cela revient à courir fermer la porte de votre garage après le vol de votre voiture. Il est trop tard ; les dommages sont faits. Le « remède » à cette trop grande désinvolture est généralement la privation dans le but de perdre du poids à *tout prix*. Mais le plus souvent, ce prix est le bien-être de ceux qui subissent ces privations.

Pourquoi les régimes ne marchent-ils pas ? La réponse est très simple. A quoi pensez-vous lorsque vous suivez un régime ? Sans doute à tout ce que vous allez manger lorsque cette période insupportable sera enfin terminée. Comment voulez-vous réussir un régime si vous pensez uniquement à la nourriture dont vous avez envie ? La privation n'est *pas* la solution pour perdre du poids de manière *saine et permanente*. Elle entraîne généralement des excès par la suite, ce qui ne fait que compliquer encore le problème. Les privations et les excès se succèdent ensuite en un cercle vicieux, et c'est là l'un des principaux inconvénients des régimes.

Par ailleurs, les régimes sont toujours temporaires ; par conséquent, leurs résultats sont obligatoirement temporaires, eux aussi ! Voulez-vous être mince temporairement ou définitivement ? Les mesures permanentes entraînent des résultats permanents, et les mesures temporaires... des résultats temporaires.

Lorsque vous suivez un régime, votre organisme subit un bouleversement complet tandis qu'il essaie de s'adapter à cette modification brutale de son alimentation. Ensuite, il doit se réadapter à vos anciennes habitudes. Si vous soumettez votre organisme à des bouleversements constants en alternant régimes stricts et excès, il s'affaiblira et finira par atteindre son point de rupture. Que faut-il donc faire pour perdre des kilos et être en bonne santé de façon constante ? C'est ce que ce livre va vous apprendre.

Moi aussi, j'ai connu des problèmes de poids (vingt-cinq kilos à perdre à l'âge de trente ans), moi aussi j'ai suivi dix, quinze, vingt régimes. Lorsque j'en ai eu vraiment assez, j'ai décidé de trouver une solution sensée, raisonnable, qui me permettrait d'acquérir et d'entretenir ce corps mince et sain qui existait en moi, je le savais.

Un soir, lors d'un festival de musique à mille kilomètres de chez moi, j'ai entendu deux personnes qui semblaient en pleine forme parler d'un ami de Santa Barbara, en Californie, qui ne pensait qu'aux vertus de la bonne santé. Cela a attiré mon attention.

— Excusez-moi, leur ai-je dit en les interrompant, mais qui est cet ami dont vous parlez ?

Moins de vingt-quatre heures plus tard, j'étais de retour à Santa Barbara. Mais je ne me doutais pas que j'étais sur le point de faire l'une des découvertes les plus importantes de ma vie. J'allais faire la connaissance d'une science très ancienne et absolument extraordinaire.

2

L'Hygiène Naturelle

L'Hygiène Naturelle... chacun pense — et je le pensais aussi — que cela consiste à se brosser les dents chaque matin et à bien nettoyer ses oreilles. En réalité, l'Hygiène Naturelle est une manière très efficace d'aborder le soin et l'entretien du corps humain. La première fois qu'on m'en a parlé, je me trouvais face à la personne la plus saine que j'aie jamais rencontrée. Un seul regard à cet homme m'a suffi pour comprendre qu'il devait savoir comment entretenir sa santé. En observant son regard clair, sa peau nette, la sérénité qui émanait de tout son être et son corps bien proportionné, je n'ai pas pu m'empêcher de penser à tous les spécialistes de la santé que j'avais consultés au cours des années précédentes et qui ne représentaient pas plus que moi un idéal de bonne forme. Lorsqu'il a fait ma connaissance, il m'a dit :

— Vous savez, vous vous détruisez inutilement.

Cette phrase constitua mon introduction à l'Hygiène Naturelle et le début d'une amitié extrêmement fructueuse. En quelques heures, M. Jensen (un pseudonyme utilisé à sa demande) m'a expliqué de manière concise et claire les raisons exactes de mon obésité, et il m'a dit pourquoi j'avais tant de mal à me débarrasser de mes kilos excédentaires sans les regagner. Cela m'a semblé si évident que j'ai été stupéfait de ne pas y avoir songé moi-même, tant c'était simple.

J'ai eu la chance d'étudier aux côtés de M. Jensen pendant les trois ans et demi qui ont suivi. Non seulement je bénéficiais chaque jour de ses connaissances, mais j'ai acheté et lu tout ce que j'ai pu trouver sur le sujet de l'Hygiène Naturelle. J'ai décidé de consacrer ma vie à l'étude, à la pratique et à l'enseignement de l'Hygiène Naturelle.

Un mois après avoir fait connaissance avec l'Hygiène Naturelle, j'avais perdu les vingt-cinq kilos excédentaires contre lesquels je luttais depuis si longtemps. C'était en 1970. Depuis lors, je n'ai pas repris le moindre de ces kilos. Et j'adore manger. Je fais partie des personnes qui risquent de prendre quelques centaines de grammes rien qu'en regardant des photos de plats appétissants. La différence, c'est que j'ai appris à manger pour vivre, et non à vivre pour manger. J'ai modifié mes habitudes alimentaires, rien de plus, et c'est ce qui m'a permis de maigrir.

Cependant, la perte de poids n'est que l'un des apports de l'Hygiène Naturelle. J'ai également eu la satisfaction de ressentir un énorme regain d'énergie et un sentiment général de bien-être. Je n'aurais jamais cru pouvoir bénéficier d'un dynamisme aussi constant.

Que signifie réellement l'expression Hygiène Naturelle ? Vous étiez sur la bonne voie dès le début si vous avez pensé à la nécessité de vous brosser les dents. *Hygiène* implique la propreté, *Naturelle* décrit un processus non perturbé par des forces artificielles. **Le principe de base de l'Hygiène Naturelle est que l'organisme cherche en permanence à atteindre une santé optimale et qu'il y parvient en se débarrassant continuellement des déchets nocifs.** Il s'agit de comprendre les effets de l'alimentation sur la durée et la qualité de notre vie.

Le principe fondamental de l'Hygiène Naturelle est l'idée selon laquelle le corps humain est capable de se purifier, de se soigner et de s'entretenir par lui-même. Elle considère que tous les pouvoirs de guérison de l'univers sont réunis dans notre organisme, que la nature a toujours raison, et qu'il est impossible de l'améliorer. Par conséquent, la nature ne cherche pas à perturber son propre fonctionnement. Nous connaissons des problèmes de santé (obésité, douleurs, stress, etc.) seulement lorsque nous enfreignons les lois naturelles de la vie.

L'Hygiène Naturelle nous donne la possibilité de maîtriser notre poids tout en nous fournissant des outils précieux. Certains de ces outils sont innés : le bon sens, les instincts, la logique et la raison. Ce sont des armes essentielles que nous possédons tous, mais, pour une raison ou pour une autre, nous avons tendance à nous appuyer de moins en moins sur elles.

Le plus merveilleux de tous les outils, qui est en fait le plus merveilleux des dons, est le corps humain et l'immense intelligence qui le gouverne. Le corps humain est sans doute la plus belle création de la nature. Aucun autre être ne possède une telle puissance, une telle capacité et une telle faculté d'adaptation. L'intelligence inhérente à notre organisme est si vaste que c'en est stupéfiant.

Est-il concevable que cette machine parfaite ne dispose pas du mécanisme lui permettant de se maintenir à un poids stable ? *Non, c'est impossible !* Les mécanismes destinés à assurer l'entretien du corps sont innés. **La santé est le premier de nos droits, et l'obésité n'est pas saine.** De la même manière qu'une plante s'oriente d'elle-même vers la source de lumière, où qu'elle soit située dans une pièce, notre organisme est à la recherche de la perfection, et le sera toujours. Dans un processus biologique automatique semblable à celui qui nous fait respirer et cligner des yeux, le corps humain tente en permanence de se maintenir en bonne condition physique. *Le secret réside dans la perception de la manière de l'aider à y parvenir, au lieu d'anéantir ses efforts.* Chacune de nos interactions avec notre environnement affecte notre bien-être, mais l'alimentation est le domaine dans lequel nos besoins biologiques sont contrariés de la manière la plus flagrante. Si vous connaissez un problème de poids, il ne fait aucun doute que c'est la nourriture que vous fournissez à votre corps qui est la principale responsable. Dans tous les secteurs de la médecine apparaissent maintenant des informations précises concernant le lien qui existe entre l'alimentation et le bien-être.

Dans son livre intitulé *Tout ce que vous avez toujours voulu savoir de la nutrition,* le docteur David Reuben adresse une lettre à ses confrères médecins, où il déclare : « Il existe toute une catégorie de substances qui exercent sur les patients un effet bien plus spectaculaire que les médicaments. Il s'agit des aliments, et sans qu'il y ait culpabilité de notre part, nous avons jusqu'à présent négligé ce secteur particulier de la médecine. Notre enseignement médical le négligeait, nos maîtres le négligeaient, et nous l'avons négligé en tant qu'internes dans les hôpitaux. Il y avait à cela une bonne raison : nous devions nous occuper d'un grand nombre de malades. Mais aujourd'hui, il devient plus évident qu'un grand nombre de ces malades souffrent en raison de ce qu'ils mangent — ou ne mangent pas. » Il ajoutait ensuite : « La plus grande menace pour notre survie et celle de nos enfants n'est pas une terrible arme nucléaire. *C'est ce que nous allons manger ce soir au dîner.* »

Maintenant que le lien entre notre nourriture, l'obésité et les maladies est enfin découvert, nous pouvons établir une relation entre ces connaissances et toutes les recherches menées sur les effets de l'alimentation sur l'organisme. Mon épouse et moi avons simplement fait une synthèse des principes fondamentaux de l'Hygiène Naturelle pour établir une série de conseils alimentaires simples à appliquer qui facilitent l'élimination de l'obésité et rendent inutiles les régimes stricts. Mais pour commencer, approfondissons le sujet de l'Hygiène Naturelle en examinant de plus près l'un des phénomènes les plus intéressants du corps humain. Il vous est nécessaire de le connaître si vous voulez perdre définitivement tous vos kilos excédentaires.

3

Les cycles naturels de l'organisme

La plupart des gens ignorent jusqu'à leur existence. Pourtant, on a procédé à des recherches très complètes sur ces cycles physiologiques. Leur découverte nous permet d'affirmer que l'aptitude de notre corps à traiter la nourriture dépend du fonctionnement efficace de trois cycles quotidiens réguliers.

Chaque jour, nous ingérons des aliments (consommation), nous absorbons et utilisons une partie de ces aliments (assimilation), et nous nous débarrassons de la part que nous n'utilisons pas (élimination). Même si chacune de ces trois fonctions se produit de manière relativement permanente, elles sont plus actives à certaines heures de la journée :

— de midi à 20 heures : **Consommation** (ingestion et digestion)
— de 20 heures à 4 heures : **Assimilation** (absorption et utilisation)
— de 4 heures à midi : **Elimination** (des déchets de l'organisme et de la nourriture)

Pendant nos heures de veille, nous mangeons (consommation), et si nous ne mangeons pas, notre faim s'accroît au fil des heures. Lorsque nous dormons, quand l'organisme n'a aucune autre fonction à remplir, il assimile ce qu'il a absorbé dans la journée. A notre réveil, nous avons parfois une haleine désagréable, et notre langue peut être chargée, car notre corps est en train d'éliminer tout ce qu'il n'a pas utilisé, c'est-à-dire ses déchets.

Avez-vous déjà remarqué ce qui se produit si vous dînez très tard le soir ? Comment vous sentez-vous le lendemain matin ? Au réveil, vous êtes apathique et indolent. C'est dû au fait que le cycle d'assimilation, qui débute *après* que la nourriture a quitté l'estomac, a été écourté. Sur le plan physiologique, notre organisme a besoin de se nourrir assez tôt dans la soirée, de façon que trois heures au moins puissent s'écouler, le temps que les aliments quittent l'estomac, pour que le processus d'assimilation débute. Si vous mangez très tard, votre nourriture n'étant pas encore digérée à l'heure normale du début de l'assimilation, vous n'êtes pas prêt à temps. Vous prolongez alors de manière considérable le cycle de la consommation, et vous retardez la période d'assimilation jusqu'à l'heure où votre organisme commence normalement à éliminer. En agissant ainsi, vous avez complètement perturbé les cycles naturels de huit heures et le fonctionnement normal de votre organisme ; c'est pourquoi vous vous sentez mal à l'aise. De même, s'il vous est arrivé de ne pas prendre votre petit déjeuner, vous avez probablement pu attendre le déjeuner car votre organisme était en phase d'élimination et n'avait pas envie de nourriture. Mais, si vous vous passez de repas jusqu'à une heure plus tardive, vous éprouvez quelque gêne car votre organisme est alors entré dans le cycle de consommation, et est prêt à recevoir les aliments.

Il vous faut *revenir* à un mode de vie fondé sur les cycles naturels de votre organisme. A mesure que vous vous familiariserez avec les principes de ce livre, l'utilité des cycles de l'organisme vous semblera de plus en plus évidente. Mais pour le moment, il suffit de comprendre que ceux d'entre nous qui se battent contre les kilos doivent se préoccuper essentiellement du cycle de l'élimination. Si ce cycle est facilité au lieu d'être écourté, votre réussite et votre minceur seront pratiquement garanties. Sachez bien que l'élimination signifie le rejet des déchets toxiques et des kilos excédentaires de votre organisme. Si tant de personnes ont des problèmes de poids, c'est que nos habitudes alimentaires ont tendance à négliger le cycle de l'élimination. Autrement dit, nous ingérons les aliments (à une vitesse record !), nous assimilons ces aliments, mais nous *ne nous débarrassons pas* des déchets inutilisables par l'organisme. Beaucoup d'entre nous prennent trois repas copieux dans la journée, de sorte que nous consacrons bien plus de temps à la consommation qu'à l'élimination.

Pour perdre du poids, le secret de la réussite consiste à débarrasser l'organisme des déchets toxiques et des excédents qu'il transporte. D'où viennent ces déchets, et comment faire pour s'en débarrasser ? Selon les règles de l'Hygiène Naturelle, l'explication tient au déséquilibre métabolique.

4

Le déséquilibre métabolique

La toxémie — le terme utilisé par l'Hygiène Naturelle pour décrire ce que la science appelle aujourd'hui le déséquilibre métabolique — fut décrite par le docteur John H. Tilden en 1926. Le corps humain est précisément étudié pour conserver un équilibre parfait entre la constitution des tissus et leur dégradation. Un excès de l'une de ces fonctions par rapport à l'autre crée un déséquilibre métabolique.

Le docteur Tilden expliqua que la présence d'une toxémie dans l'organisme crée la base de l'obésité. Si vous parvenez à libérer votre organisme de ses toxines, vous augmenterez considérablement vos chances de trouver votre poids idéal.

Mais qu'est-ce que la toxémie ? D'où vient-elle ? La toxémie est tout d'abord créée par le processus du métabolisme. Au moment où vous lisez ces lignes, votre corps n'est pas inactif. Il fournit un travail considérable. Il remplace constamment les vieilles cellules par des cellules nouvelles. En fait, trois cents à huit cents milliards de cellules sont ainsi renouvelées chaque jour. Ces vieilles cellules sont toxiques (empoisonnées) et doivent être évacuées de l'organisme le plus vite possible par l'une des quatre voies d'élimination : les intestins, la vessie, les poumons et la peau. Il s'agit d'une fonction naturelle de l'organisme dont vous ne devez pas vous préoccuper à *moins* que pour une raison quelconque, les déchets toxiques *ne soient pas éliminés* aussi vite qu'ils sont produits. *Tant que l'organisme dispose d'une énergie suffisante,* ces déchets sont éliminés correctement.

La deuxième source de production de toxémie par l'organisme se trouve dans les déchets des aliments qui ne sont pas convenablement digérés, *assimilés,* et incorporés à la structure cellulaire. Nous avons pris l'habitude de modifier l'état naturel de la plupart de nos aliments. Notre nourriture, au lieu de se composer de produits naturels et frais, est le plus souvent faite d'aliments traités. Et quand ils ne sont pas traités lorsque nous les achetons, nous les modifions nous-mêmes en les faisant frire, cuire au barbecue, à la vapeur, sauter, étuver, bouillir ou rôtir. Ces aliments n'ayant plus leur structure originale, et notre organisme n'étant pas prévu pour faire face à une telle quantité d'aliments traités, les sous-produits de cette digestion et de cette assimilation incomplètes forment dans l'organisme une certaine quantité de résidus. Ces résidus sont toxiques. Si ce genre d'aliments est prédominant dans votre régime quotidien, *vous surchargez régulièrement votre système métabolique.*

Le bon sens vous permet de comprendre que si vous produisez plus de ces déchets toxiques que vous n'en évacuez, il se crée un excédent. Cela se traduit par *des kilos en trop.* De plus, les toxines sont de nature acide. En cas d'accumulation de produits acides dans l'organisme, notre système conserve de l'eau pour les neutraliser, ce qui ajoute encore à l'obésité. Il en résulte également un malaise et une léthargie généralisés, car l'organisme dépense beaucoup d'énergie à tenter de se libérer de ces déchets encombrants.

Il paraît facile d'affirmer qu'il faut éliminer les toxines de l'organisme et ne plus les laisser revenir, mais comment procéder exactement ? Tout simplement en adoptant un mode de vie non contraignant, fondé sur la compréhension de la manière dont on peut débarrasser constamment l'organisme de ses déchets toxiques, et une alimentation étudiée de telle sorte que manger reste un plaisir. Ce point était pour moi essentiel, car je suis un véritable gourmet. C'est ce qui a poussé mon épouse, Marilyn, à mettre en pratique ses connaissances culinaires pour établir de nouvelles recettes tout à fait agréables à déguster.

Mais comment entretenir l'équilibre métabolique ? Il y a pour y parvenir trois principes faciles à comprendre et à appliquer, trois outils précieux pour perdre *définitivement* vos kilos superflus. Voici le premier.

5

Le principe des aliments à haute teneur en eau

Avant de décrire ce principe, j'aimerais vous inviter à participer à un exercice simple et intéressant. Etablissez une liste de *tout* ce que vous avez mangé aujourd'hui. Si la journée n'est pas terminée, inscrivez sur un papier tout ce que vous avez mangé hier. A la fin de ce chapitre, cette liste vous sera utile pour tirer certaines conclusions importantes. Mentionnez tous les détails, même si vous n'avez pris qu'une bouchée de ce délicieux soufflé confectionné par votre épouse. Pensez à tout ! Ensuite, laissez cette liste de côté pour le moment, et passons au principe lui-même.

L'eau fait partie des éléments indispensables à la vie, au même titre que la nourriture et l'air. De votre naissance à votre mort, votre corps éprouve un besoin instinctif de nourriture, d'air et d'eau pour survivre. Vous savez ce qui arrive à une plante privée d'eau : elle se recroqueville et meurt. La même chose arriverait à votre corps si vous le priviez d'eau. Son importance est donc capitale.

Que signifie exactement l'expression « aliments à haute teneur en eau » ? Songez que nous habitons une planète faite d'eau pour plus de 70 pour 100. Si vous pouviez regarder la Terre depuis la Lune, vous constateriez que 71 pour 100 de sa surface est recouverte par les océans. Il ne reste que 29 pour 100 de terres émergées. Quant à notre corps — comme d'ailleurs celui de tous les mammifères — il est fait d'eau à 70 pour 100 au moins ! Ne vous semble-t-il pas logique qu'il faille adopter un régime alimentaire comprenant 70 pour 100 d'eau pour l'entretenir correctement ? Si notre corps contient 70 pour 100 d'eau, où peut-il obtenir ce liquide si vous ne lui en fournissez pas quotidiennement ? De votre naissance à votre dernier soupir, votre corps a besoin de cet élément essentiel pour vivre. Vous devez absorber de l'eau pour rester en vie. Mais attention ! *je ne parle pas de boire de l'eau.*

J'entends déjà certains d'entre vous s'exclamer :

— Mais c'est parfait, je bois mes huit verres d'eau par jour !

Le fait de boire de l'eau ne saurait en aucun cas suffire. Il faut absolument consommer des aliments à haute teneur en eau. Deux types d'aliments très riches en eau poussent naturellement sur notre terre. Deux types d'aliments seulement : les fruits et les légumes. Tous les autres aliments que vous pouvez consommer sont concentrés. Le terme *concentrés* signifie que leur teneur en eau a été réduite ou éliminée, soit par traitement, soit par cuisson. Je ne vous dis pas que vous devez manger *exclusivement* des fruits et des légumes pour perdre vos kilos excédentaires. En revanche, j'affirme que notre corps étant fait d'eau pour 70 pour 100, il est indispensable d'adopter un régime alimentaire comprenant au moins 70 pour 100 d'eau, ce qui signifie que les fruits et les légumes doivent être prédominants dans notre alimentation. Les 30 pour 100 restants seront constitués par les aliments concentrés : céréales, viande, produits laitiers, légumes secs, etc.

On peut trouver dans les fruits et les légumes tous les nutriments dont l'organisme a besoin : vitamines, minéraux, protéines, amino-acides, enzymes, hydrates de carbone et acides gras. Ces substances sont transportées par l'eau que contiennent ces aliments jusqu'à nos intestins, où s'effectue l'assimilation. Si vous consommez des aliments riches en eau, vous fournissez à votre organisme tous les nutriments dont il a besoin.

Certains d'entre vous diront peut-être :

— Mais je prends des suppléments de vitamines et de minéraux !

Ce n'est pas de cela qu'il s'agit. Les vitamines et les minéraux dont je parle, et que le corps peut utiliser, se trouvent en abondance dans les vergers et les jardins, et non dans les pharmacies.

Outre la tâche consistant à transporter les nutriments dans nos cellules, l'eau joue un rôle essentiel en nettoyant le corps de ses déchets toxiques. En ce qui nous concerne, nettoyage et désintoxication ont la même signification. Cette fonction est primordiale pour perdre du poids.

Il ne suffit pas de boire de l'eau, car elle ne transporte pas dans les cellules les enzymes et les autres nutriments vitaux comme le fait l'eau contenue dans les fruits et les légumes. **Les trois cycles naturels de notre organisme fonctionnent avec une efficacité maximale lorsqu'ils reçoivent régulièment cette eau.**

Il est intéressant de constater que nous mangeons de manière *non pas* à nettoyer notre corps, mais au contraire à le polluer. La plupart de nos aliments nous encrassent. Notre nourriture encrasse notre organisme, et ensuite, parce que nous sommes encrassés, nous commençons à nous sentir mal et nous prenons des mesures pour tenter d'y remédier, tout en continuant à absorber des aliments qui encrassent notre organisme. Par conséquent, demandez-vous maintenant avant chaque repas s'il comporte environ 70 pour 100 d'aliments à haute teneur en eau. En effet, je peux vous affirmer une chose : si ce n'est pas le cas, vous ne parviendrez jamais à perdre définitivement vos kilos superflus. Si vous voulez vraiment être en bonne santé, et avoir une silhouette mince, il est indispensable de vous poser cette question. Si les opérations de pontage cardiaque sont de plus en plus fréquentes dans les pays industrialisés, c'est parce que nos artères sont *encrassées* ! Je suis prêt à parier que très peu des personnes qui subissent ces interventions ont une alimentation fondée sur les produits riches en eau. Nous recevons à la naissance ce corps fantastique et miraculeux, et nous avons ensuite tendance à le négliger et à en abuser. Nous devons travailler *en collaboration* avec notre organisme, et non contre lui. La meilleure solution pour y parvenir consiste à le nettoyer au lieu de l'encrasser.

N'oubliez jamais que vos repas doivent se composer à 70 pour 100 d'aliments à haute teneur en eau (les fruits et les légumes), et à 30 pour 100 d'aliments concentrés (tout le reste). Sur le plan gastronomique, vous serez comblé par les fruits et les légumes. Les recettes créatives et délicieuses que vous trouverez dans ce livre vous le prouveront.

Tout cela peut se réduire à une seule phrase :

Si vous voulez vous sentir en pleine forme et plein d'énergie, vous devrez choisir des aliments possédant ces mêmes qualités. Un corps vivant se construit à partir d'aliments vivants ! Or, les aliments vivants sont toujours riches en eau. Si vos aliments ne sont pas riches en eau, ils ne sont pas vivants. Et si 70 pour 100 ou plus de votre alimentation est faite de produits morts, traités, et dénaturés, je vous laisse imaginer ce que vous infligez à votre organisme.

Nous devons donc nous assurer de consommer le plus

souvent possible des aliments riches en eau. De temps à autre, notre alimentation sera moins bien équilibrée et ne contiendra pas exactement 70 pour 100 de produits à haute teneur en eau. Ce n'est pas grave ! Nous n'avons pas l'intention de vous infliger un régime. Il peut arriver que les aliments concentrés soient prédominants dans un repas. Ne vous sentez pas coupable ! Il n'y a aucune raison de faire un complexe de culpabilité. Vous ressentez certaines envies qui se sont forgées au fil des années. Il vous faudra un certain temps pour vaincre ces envies. L'essentiel est de maintenir un bon équilibre dans vos repas le plus souvent possible. Si vous faites des excès un jour, vous pourrez les corriger le lendemain.

L'importance de ce type d'alimentation peut être illustrée par les paroles d'un homme qui étudie la nutrition depuis plus d'un demi-siècle. Le docteur Norman W. Walker est âgé de cent dix-sept ans. Il vit aux Etats-Unis, en Arizona. Il cultive ses propres légumes et continue à écrire des livres. Il ne se déplace pas dans une chaise roulante et ne se nourrit pas de bouillie. Il n'a besoin de personne pour l'aider dans sa vie quotidienne. Il est complètement indépendant. Comment expliquer sa santé et sa longévité exceptionnelles ? Dans son dernier ouvrage, *la Maîtrise naturelle du poids*, le docteur Walker affirmait : « Toutes les plantes, tous les légumes, les fruits, les noix et les graines, à l'état naturel, sont composés d'atomes et de molécules. Dans ces atomes et ces molécules se trouvent les éléments vitaux que nous appelons enzymes. Les enzymes présentes dans le corps humain sont exactement les mêmes que celles que l'on trouve dans les végétaux. [...] Mais ces enzymes végétales capables de reconstituer les cellules de notre corps *ne se trouvent que dans les molécules vivantes !* Sensibles aux températures supérieures à 55° C, elles meurent à 55° C. Par conséquent, tous les aliments soumis à des températures plus élevées au cours de la cuisson ont perdu leurs enzymes, et peuvent être considérés comme morts. Naturellement, la matière morte ne saurait remplir les fonctions d'organismes vivants. On peut donc dire que les aliments qui ont été cuits à des températures supérieures à 55° C ont perdu leur valeur nutritive et vivante. Même si ces aliments réussissent malgré tout à maintenir le corps humain en vie, ils le font aux dépens de sa santé, de son énergie et de sa vitalité. » En janvier 1973, la revue *National Geographic* publia un article d'un scientifique, Alexander Leaf, qui avait recherché les personnes les plus âgées du monde. Il avait découvert que les trois peuples où l'on rencontrait le plus grand nombre de vieillards d'un âge très avancé et en bonne santé étaient les Abkhazes en Union soviétique, les Vilcabambans en Equateur, et les Hunzukutes au Pakistan. Il n'existait pas le moindre problème d'obésité chez les Vilcabambans et les Hunzukutes, et très peu chez les Abkhazes ; par ailleurs, il découvrit que ces peuples semblaient particulièrement résistants à la maladie. *Pas* de cancer ! *Pas* de troubles cardiaques ! De plus, la plupart d'entre eux devenaient centenaires et restaient actifs. Les recherches effectuées par Alexander Leaf sur les habitudes alimentaires de ces peuples indiquent que les Abkhazes consomment environ 70 pour 100 d'aliments à haute teneur en eau, cette proportion étant de 80 pour 100 chez les Vilcabambans et les Hunzukutes.

Si vous avez rédigé la liste de tout ce que vous avez mangé en une journée, vous pouvez maintenant la reprendre et l'étudier. J'ai deux questions à vous poser. Tout d'abord, avez-vous consommé environ 70 pour 100 d'aliments riches en eau (fruits et légumes frais, ou leur jus) ? D'autre part, s'agit-il d'un menu quotidien type pour vous ? Si cette liste ne contient pas 70 pour 100 d'aliments à haute teneur en eau, et si c'est un menu type, cette liste représente sans nul doute *l'un des facteurs essentiels* de votre problème de poids. Certes, d'autres éléments contribuent également à l'obésité ; en effet, le stress, les éléments psychologiques, le travail, les sentiments peuvent aussi jouer un rôle. Mais tous ces autres éléments réunis n'ont pas autant d'importance que l'alimentation.

Avant de poursuivre, nous allons répondre à la question qui vient à l'esprit de tous :

— Faut-il boire beaucoup d'eau ? Je bois huit verres d'eau par jour, dois-je continuer ainsi ou pas ?

En fait, à mesure que vous consommerez des aliments plus riches en eau, vous aurez moins soif, et moins besoin d'eau. Autrement dit, les gens qui boivent huit verres d'eau par jour le font parce que les aliments qu'ils consomment ne leur apportent pas suffisamment d'eau. Vous découvrirez que votre soif sera nettement moins exigeante lorsque vous consommerez des aliments riches en eau de préférence aux produits privés d'eau auxquels vous ajoutez quelques verres d'eau minérale. Cependant, si vous désirez boire de l'eau, choisissez de préférence de l'eau distillée. L'eau de source n'est pas idéale pour l'organisme, car elle contient des minéraux non organiques que le corps ne peut ni utiliser, ni évacuer. Ces minéraux ont tendance à s'associer au cholestérol dans le corps et à former des dépôts dans les artères. Ce problème n'existe pas avec l'eau distillée. Lorsque vous mangez un fruit ou un légume, vous ingérez de l'eau distillée.

Un dernier point concernant l'eau, et il est important : ne buvez pas d'eau *pendant* un repas. Beaucoup de gens le font. Ce n'est pas une bonne habitude, car il y a dans l'estomac des sucs digestifs qui décomposent les aliments et si vous buvez de l'eau pendant le repas, vous diluez ces sucs, ce qui perturbe la digestion. Par ailleurs, *cela perturbe également les cycles de consommation et d'assimilation, qui à leur tour agissent sur l'important cycle d'élimination, tout en gaspillant une grande quantité d'énergie.*

En résumé, si vous consommez des aliments à haute teneur en eau, vous évacuerez les déchets toxiques de votre organisme, ce qui vous permettra de perdre du poids. Nous avons souligné l'importance du cycle d'élimination dans l'amaigrissement. **Or, rien ne favorise davantage le cycle d'élimination que la consommation régulière d'aliments à haute teneur en eau.**

Tout aussi important que les aliments riches en eau, vous disposez d'un autre outil pour désintoxiquer votre organisme, la bonne association des aliments.

6

Le principe de la bonne association des aliments

Des recherches très sérieuses et nombreuses menées depuis quatre-vingt-cinq ans prouvent l'importance de l'association des aliments. Peut-être avez-vous entendu prononcer le nom de l'un des premiers spécialistes dans ce domaine, Ivan Pavlov. Outre ses expériences concernant les réflexes conditionnés, Pavlov a beaucoup travaillé sur l'association des aliments. Auteur de la *Conférence sur l'activité des principales glandes digestives,* il révéla les principes fondamentaux de la bonne association des aliments. Ce principe est merveilleusement efficace. De nombreuses études l'ont prouvé, en particulier celles du docteur Herbert M. Shelton, qui dirigea une école à San Antonio, au Texas ; il y accumula les données les plus complètes qui existent en ce qui concerne l'association des aliments.

Quel est le rapport entre l'association des aliments et la perte de poids ? Comment débutez-vous votre journée ? Bondissez-vous de votre lit avec un sentiment de vitalité extraordinaire ? Ou, au contraire, sortez-vous péniblement de votre lit avant d'avaler une tasse de café pour vous réveiller ? Traversez-vous la journée avec dynamisme et détermination ? Ou bien espérez-vous simplement que vous réussirez à tenir jusqu'au soir, tant bien que mal ? A la fin de la journée, êtes-vous impatient à l'idée de passer quelques heures avec votre famille, vos enfants ou vos amis ? Ou bien avez-vous tout juste la force d'avaler votre dîner avant de vous installer devant la télévision et de vous assoupir ? La différence entre ces deux types de comportement peut se résumer en un mot : l'énergie !

Pour travailler, courir, lire, jouer au tennis, ou faire quoi que ce soit, vous avez besoin d'énergie. En fait, si votre corps ne recelait aucune énergie, il serait mort. Il n'y a pas de vie sans énergie.

Tout le monde souhaite posséder une plus grande énergie. Devinez quelle fonction de l'organisme exige plus d'énergie que toute autre ? *La digestion des aliments !* N'est-ce pas intéressant ? Vous êtes-vous déjà senti somnolent après un repas ? A qui cela n'est-il pas arrivé ! C'est simplement dû au fait que la digestion exige une dépense d'énergie plus importante que la course, la natation ou le cyclisme. En fait, rien ne « pompe » davantage votre énergie que la fonction digestive.

Cette énergie est déterminante pour la désintoxication de l'organisme (l'évacuation des déchets toxiques). Si nous parvenons régulièrement à évacuer les déchets toxiques de notre organisme, nous perdons facilement et *définitivement* nos kilos excédentaires. Il faut de l'énergie pour procéder à cette évacuation. L'organisme ne peut pas se débarrasser de ses toxines sans notre coopération. Pour aider notre corps dans cette tâche, il suffit de lui fournir régulièrement des sources d'énergie efficaces. C'est là que réside le secret de la santé et de la minceur : disposer d'une énergie suffisante pour désintoxiquer notre organisme. Si la digestion fait appel à une énergie considérable, où peut-on trouver, à votre avis, des ressources supplémentaires à libérer pour les utiliser ailleurs ? Dans le système digestif, naturellement.

Le principe de la bonne association des aliments est fondé sur la certitude que certains aliments sont plus digestes que d'autres. On sait également que **le corps humain n'est pas constitué pour assurer la digestion de plus d'un aliment concentré à la fois.** C'est une affirmation simple, mais très importante. N'oubliez pas ce que sont les aliments concentrés. **Tout aliment qui n'est ni un fruit ni un légume est un aliment concentré.** La bonne association des aliments nous apprend que puisque notre organisme n'est pas en mesure de digérer plus d'un de ces aliments à la fois, il ne faut pas consommer plusieurs aliments concentrés en même temps. C'est aussi simple que cela.

Sans doute vous est-il déjà arrivé de manger des pommes de terre et de la viande ensemble. Du poisson et du riz ? Du poulet et des pâtes ? Des œufs et du pain grillé ? Du fromage et du pain ? Des céréales et du lait ? Ce sont, croyez-moi, de mauvaises associations.

Prenons l'exemple de la viande et des pommes de terre, car c'est un plat que nous consommons tous plus ou moins régulièrement. Je prends ce cas de figure précis, mais j'aurais pu choisir le poisson et le riz, le poulet et les pâtes, ou encore le pain et le fromage. Pensez à un steak, aliment composé de protéines. Vous le préparez selon la manière que vous préférez, puis vous le mangez. Une fois dans l'estomac, les protéines concentrées font appel à un suc digestif particulier qui va les décomposer. Au même repas vous mangez des pommes de terre sautées. Mais, me direz-vous, la pomme de terre est un légume. C'est vrai, c'est un légume. Si vous mâchez une pomme de terre *crue,* vous offrez à votre estomac un aliment à haute teneur en eau. En revanche, une fois qu'elle est cuite, vous pouvez la mâcher jusqu'à vous en décrocher la mâchoire, vous n'en tirerez pas la moindre trace d'eau : la cuisson a évacué la plus grande partie de l'eau contenue dans les pommes de terre, et il ne reste qu'un amidon très concentré. Cet amidon arrive dans l'estomac en même temps que les protéines du steak. Les sucs nécessaires à sa digestion ne sont pas acides comme ceux qui assurent la digestion de la viande, mais alcalins. Si vous avez suivi des cours de chimie au lycée, vous devez savoir ce qui se produit lorsqu'une substance acide entre en contact avec une substance alcaline : elles se neutralisent.

Vous venez donc de manger un steak et des pommes de terre. Ces aliments se trouvent dans votre estomac, et les sucs nécessaires à leur digestion se neutralisent. Dans ces conditions, que va-t-il arriver aux aliments ? Votre corps subit alors un bouleversement complet. Il doit sécréter davantage de sucs digestifs. Cela demande du temps et de l'énergie. De nouveaux sucs digestifs sont alors lâchés dans l'estomac, et que se passe-t-il ? Ils se neutralisent une nouvelle fois. Et l'organisme a besoin d'encore plus d'énergie pour sécréter encore plus de sucs digestifs. Cela demande un temps très long. En fait, plusieurs heures s'écoulent tandis que l'organisme produit ces sucs digestifs. Finalement les aliments, qui n'auront toujours pas été correctement digérés, passent dans le conduit intestinal. C'est comme si l'estomac demandait aux intestins de prendre la relève pour pouvoir se reposer.

Et les aliments non digérés produisent des acides toxiques dans l'organisme. Cela entraîne des gaz, des flatulences, des brûlures d'estomac, et... la prise de médicaments. Leur liste serait très longue à énumérer. Les pharmacies vendent des millions et des millions de boîtes d'antiacides chaque année. Parce que nous nous nourrissons très mal et sans prendre la moindre précaution. Les aliments obligés de rester dans l'estomac, car ils ne sont pas digérés, pourrissent littéralement. Les nutriments qu'ils pouvaient contenir à l'origine ont complètement disparu. Ils sont restés dans l'estomac pendant très longtemps, tandis que votre organisme utilisait une quantité d'énergie incroyable. Puis les aliments sont attirés dans les intestins, et ils parcourent les dix mètres de conduit intestinal. Imaginez cette situation ! Il n'est pas étonnant dans ces conditions que l'on se sente fatigué après un « bon » repas, que l'on manque d'énergie.

Le principe de la bonne association des aliments nous indique ceci : nous ne devons pas gaspiller notre énergie. Nos aliments ne doivent pas rester huit heures dans notre estomac et dans les intestins pendant au moins vingt heures, comme cela peut se passer dans les cas que je viens d'évoquer. Il faut que les aliments aillent dans l'estomac et y restent environ *trois heures,* sans fermentation, sans gaz, sans flatulences, sans brûlures d'estomac ni difficultés de digestion nécessitant le recours aux médicaments. Pour parvenir à ce résultat, nous devons veiller à ne pas absorber plus d'un aliment concentré à la fois. Si on consomme deux aliments concentrés au cours d'un même repas, ils ne peuvent en aucun cas être assimilés par l'organisme. La mauvaise association des aliments perturbe considérablement les cycles de l'assimilation et de l'élimination.

Il existe une solution simple pour éviter ce problème. Si vous avez envie d'un steak, de poisson ou de poulet, n'hésitez pas. Mais n'oubliez pas que votre repas ne doit pas comporter d'autre aliment concentré. Pas de pommes de terre, de pâtes, de riz, de fromage, ni de pain. En revanche, vous pouvez y associer des aliments à haute teneur en eau, des courgettes, des brocolis, des aubergines, ou tout autre légume que vous aimez. Il faut que vous sachiez que les légumes ne nécessitent pas de sucs digestifs particuliers pour être digérés. Vous les faites cuire à la vapeur, ou vous les faites sauter ou revenir, selon votre goût, sans oublier que plus la cuisson sera longue, plus vous priverez vos légumes de la vie et de l'eau qu'ils contiennent. Viande, légumes et pourquoi pas une salade verte ? Un tel repas ne vous laissera pas sur votre faim.

Si vous avez envie de pommes de terre, très bien ! Mangez-en, cuites à l'eau ou à la vapeur. Ajoutez-y un peu de beurre, cru de préférence. Et avec ces pommes de terre, régalez-vous de légumes verts crus ou cuits, sans vous priver. Vous le constatez, le principe de la bonne association des aliments est tout simple. Vous avez envie de viande ? Mangez-la avec des légumes verts et de la salade. Vous voulez des pommes de terre ? Mangez-les avec des légumes verts et de la salade. Vous avez envie de pain ? Prenez-le avec des légumes verts et de la salade. Vous souhaitez savourer un plat de pâtes ? Mangez-les avec une noix de beurre frais, des légumes et de la salade. Envie de fromage ? Râpez-le et ajoutez-le à votre salade, *sans pain ni croûtons*. Ou bien faites-le fondre sur vos légumes. Cela peut inquiéter ceux qui craignent de ne pas avoir suffisamment de protéines s'ils ne mangent pas de la viande à chaque repas — mais je reviendrai sur ce sujet dans le prochain chapitre.

La bonne association des aliments améliore l'utilisation des nutriments par l'organisme, met un terme aux troubles digestifs et augmente la quantité d'énergie disponible. Le non-respect du principe de la bonne association des aliments entraîne de nombreuses conséquences négatives, alors que son respect donne des résultats très positifs dont l'un des plus importants est **l'amaigrissement** !

En vous exposant le principe de la bonne association des aliments, nous vous proposons de commencer à modifier certaines de vos habitudes alimentaires. Il n'est pas nécessaire de bouleverser complètement votre existence. Vous devez procéder à *votre rythme* ! Naturellement, plus vous respecterez ce principe, plus vous perdrez rapidement les kilos dont vous essayez depuis longtemps de vous débarrasser. Depuis un siècle, nous avons acquis des habitudes alimentaires tellement désastreuses que le nombre des obèses augmente de façon alarmante. Il est indispensable que nous tenions compte des limites de notre système digestif. Je le répète, cela est possible grâce à la bonne association des aliments.

Et le plus magnifique, c'est que *vous n'aurez pas besoin de vous affamer* ! Que penseriez-vous de peser cinq kilos de moins dans dix jours, *tout en mangeant* ? Oui, vous pouvez atteindre ce résultat spectaculaire. Commencez simplement à associer vos aliments comme je viens de vous l'indiquer, et vous verrez augmenter considérablement votre niveau d'énergie, vous vous débarrasserez de vos troubles gastriques, vous perdrez du poids et vous vous sentirez parfaitement bien. Essayez !

Certaines personnes m'ont objecté :

— Je dois admettre que ce que vous dites semble très logique, mais je suis un homme d'affaires, j'ai des déjeuners à l'extérieur tous les jours, et je ne pourrais pas respecter vos principes.

Pourquoi ? Dans tous les restaurants, vous avez le droit de commander ce que vous voulez. Vous êtes le client, et vous payez. Vous avez le droit de choisir librement. Prenons un exemple. Vous êtes tenté par des truites servies avec du riz. Demandez un changement de garniture et accompagnez votre poisson de légumes verts. Et après le repas, vous vous sentirez léger et vous pourrez poursuivre votre journée de travail avec une grande énergie.

Je sais que cela semble très simple, mais le plus merveilleux dans cette méthode, c'est précisément sa grande simplicité. En mettant en pratique le principe de la bonne association des aliments, vous comprendrez très vite qu'il s'agit d'un outil précieux pour lutter contre les kilos superflus.

Cela nous amène au troisième outil dont nous disposons pour débarrasser notre organisme de ses déchets toxiques. C'est celui que j'évoque avec le plus grand plaisir, car il est fondé sur la bonne consommation des fruits.

7

Le principe de la bonne consommation des fruits

Dans le vaste domaine de la santé, aucun principe n'a été plus mal compris, plus injustement critiqué et plus mal considéré que celui de la bonne consommation des fruits. Les Occidentaux ne savent pas manger des fruits. Je ne veux pas dire qu'ils ne savent pas éplucher un fruit et le manger, mais ils ne savent pas *quand* ni *comment* le manger. Le principe de la bonne consommation des fruits est lié de près à celui de la bonne association des aliments.

Connaissez-vous beaucoup de gens qui détestent réellement les fruits ? Qui ne peuvent pas les supporter ? Probablement pas. Les gens admettent généralement qu'ils apprécient les fruits. La critique que l'on entend le plus souvent à leur sujet est celle-ci :

— J'aime les fruits, mais eux ne semblent pas m'aimer.

Ou encore :

— J'aime les fruits, mais je ne peux pas en manger.

Les raisons pour lesquelles ces personnes ne peuvent pas manger de fruits et doivent être prudentes reposent généralement sur une mauvaise compréhension de la consommation correcte des fruits.

Au cours de tous les séminaires auxquels j'ai assisté, j'ai demandé aux personnes qui n'aimaient pas les fruits de lever la main, et il est très rare qu'une main s'élève, même dans des salles réunissant plusieurs centaines de personnes. Si le goût des fruits est si répandu, c'est tout simplement parce que notre organisme en a besoin *instinctivement*. Avec leur goût sucré, leur arôme délicieux et leurs couleurs attrayantes, les fruits représentent toujours une invitation au plaisir de la nourriture. Il ne fait aucun doute que les fruits sont les aliments les plus bénéfiques, les plus énergétiques et les plus tonifiants que vous pouvez consommer. **A condition de les manger correctement !** Vous accueillerez peut-être ce que je vais vous apprendre avec un certain scepticisme, car cela va à l'encontre des idées établies au sujet des fruits, mais c'est pourtant une réalité. Cela correspond à une nouvelle manière de considérer votre corps et la nourriture que vous lui fournissez.

Si nous avons instinctivement besoin de fruits, c'est qu'ils sont le seul aliment auquel le corps humain soit véritablement adapté.

Le 15 mai 1979, le *New York Times* consacra un article aux travaux du docteur Alan Walker, éminent savant de l'université John Hopkins. Cet article fit l'effet d'une bombe auprès des médecins, des diététiciens et des nutritionnistes qui n'étaient pas conscients de l'extrême importance des fruits dans notre alimentation. Les découvertes du docteur Walker font apparaître que « nos ancêtres, les premiers hommes, n'étaient pas essentiellement carnivores, ni même granivores ou omnivores. Il semble en fait qu'ils se nourrissaient principalement de fruits ». Le docteur Walker avait mis au point une technique nouvelle, qui permettait de déterminer l'alimentation des peuples préhistoriques en étudiant les striures et les marques présentes sur leurs dents (chaque aliment laisse en effet des traces précises sur les dents). Dans ses études des dents fossilisées, le docteur Walker notait : « A ce jour, aucune exception n'a été découverte. Toutes les dents d'êtres humains datant de la période de douze millions d'années que nous avons pu étudier dénotaient la consommation de fruits. »

Eh oui ! Les fruits étant les aliments les plus adaptés à notre organisme, il est bien plus important pour vous de vous demander combien de fruits vous allez manger dans la journée, que de vous préoccuper de la quantité de protéines que vous allez absorber. En quinze ans de pratique de la diététique, je n'ai jamais vu une personne atteinte de déficience de protéines, même si ce type de carence se présente parfois sous des formes extrêmement graves dans les pays du Tiers Monde. En revanche, j'ai vu beaucoup de gens empoisonnés par les protéines, et le plus souvent, ils ne mangeaient pas suffisamment de fruits. La consommation excessive de protéines est liée aux cancers du sein, du foie et de la vessie, ainsi qu'à une augmentation de l'incidence de la leucémie. Selon le docteur William J. Mayo, fondateur de la célèbre clinique Mayo : « La consommation de viande a augmenté de 400 pour 100 en un siècle. Le cancer de l'estomac représente près d'un tiers de l'ensemble des cancers. Si les viandes ne sont pas correctement digérées, il en résulte une décomposition, et des poisons actifs sont libérés dans un organe qui n'est pas prévu pour les recevoir.» L'empoisonnement par les protéines correspond à l'hyperacidité dans l'organisme, et ce sujet est évoqué au chapitre 9.

Nous avons déjà vu que l'organisme doit se nettoyer constamment des déchets toxiques qui s'accumulent. Les aliments les plus efficaces pour assurer ce nettoyage sont ceux qui ont une teneur élevée en eau. Vous avez sans doute déjà deviné ma phrase suivante. **Les fruits sont les aliments les plus riches en eau qui existent.** Tous les fruits contiennent de 80 à 90 pour 100 d'eau bienfaisante et saine. Par ailleurs, on trouve dans les fruits les vitamines, les minéraux, les hydrates de carbone, les amino-acides et les acides gras dont le corps humain a besoin. Les fruits sont donc, plus que tout autre aliment, une source de vie. Lorsque les fruits sont consommés *correctement,* ils fournissent des bienfaits inégalables. Par leur nature, les fruits permettent à l'organisme de se libérer totalement de tous les résidus qu'il contient. Dans l'état de netteté qui s'ensuit, toute votre vie se trouve améliorée. Votre corps peut enfin fonctionner avec une efficacité maximale.

La bonne consommation des fruits représente une arme unique dans la lutte contre les kilos. En octobre 1983, un professeur de l'université de Yale, Judith Rodin, présenta des informations très intéressantes au Congrès international sur l'obésité, à New York. Ses études sur les bienfaits des sucres contenus dans les fruits faisaient apparaître que « ce que vous mangez à un repas affecte réellement ce que vous mangerez au repas suivant ». Pour accréditer ses dires, Judith Rodin avait administré à un groupe de personnes de l'eau plate additionnée de différents types de sucre. « Les personnes qui avaient bu l'eau contenant le sucre extrait du fruit, le fructose, mangeaient nettement moins que celles qui avaient bu de l'eau ou un liquide additionné de saccharose, notre sucre commun. » Judith Rodin et ses collègues chercheurs notèrent que « les sujets qui avaient consommé le fructose absorbaient en moyenne 479 calories de moins au cours du repas suivant que ceux qui avaient pris de la saccharose ».

Le docteur William Castelli, spécialiste des maladies cardiaques, professeur à l'Ecole de médecine de l'université d'Harvard, précise : « Une substance étonnante qui se trouve dans de nombreux fruits peut réduire les risques de crise cardiaque et d'infarctus. Cette substance protège le cœur en empêchant le sang d'épaissir et de boucher les artères. » L'élément essentiel pour une vie dynamique est l'énergie. Nous savons déjà que la digestion utilise plus d'énergie que toute autre activité corporelle. Voici pourquoi les fruits jouent un rôle si important et vital : **La digestion des fruits fait appel à une énergie nettement moindre que celle des autres aliments.** En fait, la dépense d'énergie est pratiquement nulle pour la digestion des fruits !

En voici la raison : tout ce qui est consommé par le corps humain doit être décomposé et transformé en glucose, fructose, glycérine, amino-acides et acides gras. Le cerveau ne peut fonctionner que par le glucose (le sucre). Or, les fruits apportent le glucose à l'organisme. Leur digestion, leur absorption et leur assimilation ne nécessitent qu'une fraction minime de l'énergie nécessaire pour accomplir les mêmes tâches avec d'autres aliments. En effet, la plupart des aliments restent dans l'estomac entre une et quatre heures (à condition toutefois d'avoir été bien associés). Moins les aliments sont concentrés et mieux ils sont associés, moins ils séjournent dans l'estomac. En revanche, plus ils sont concentrés et mal associés, plus ils passent de temps dans l'estomac. Or, c'est dans l'estomac que se produit la principale dépense d'énergie. **Et les fruits ne sont pas digérés dans l'estomac.** Pas même en partie. Les fruits sont prédigérés. Tous les fruits (à l'exception des bananes, des dattes et des fruits secs, qui restent un peu plus longtemps dans l'estomac) ne font que traverser l'estomac très rapidement, en vingt à trente minutes. Ils se décomposent et lâchent leurs nutriments précieux et riches dans les intestins.

L'énergie ainsi économisée est immédiatement consacrée au nettoyage et à la désintoxication de l'organisme, ce qui entraîne également une perte de poids. Tout cela ne peut se produire qu'à *condition* que les fruits soient consommés correctement. Et comment consommer les fruits correctement ? C'est très simple. Puisque les fruits ne sont pas destinés à séjourner très longtemps dans l'estomac, **il ne faut jamais les consommer avec ou après d'autres aliments.** Il est indispensable d'être à *jeun* pour manger des fruits. **Ce conseil est sans aucune doute le plus important de tout cet ouvrage.**

Si vous consommez des fruits à la suite d'autres aliments, il en résulte de nombreux problèmes. Imaginons que vous ayez mangé un sandwich, et ensuite un fruit — disons une tranche de melon. La tranche de melon est prête à traverser rapidement l'estomac pour aller dans les intestins, mais elle ne peut pas le faire. Dès l'instant où les fruits entrent en contact avec les autres aliments présents dans l'estomac et les sucs digestifs, les protéines se putréfient, les hydrates de carbone fermentent. Le tout se transforme en acides qui peuvent provoquer des douleurs gastriques. Vous en avez peut-être déjà fait l'expérience vous-même.

Le docteur Herbert M. Shelton, qui fait autorité en matière d'association des aliments, souligne que la valeur considérable des fruits ne peut être pleinement exploitée que s'ils sont consommés à *jeun*. Si vous avez souvent mangé des fruits après un repas sans éprouver de malaise, cela ne signifie pas pour autant que vous n'avez pas violé une loi de l'alimentation. C'est simplement une preuve des exceptionnelles facultés d'adaptation de notre organisme.

Beaucoup de gens mangent du melon au dessert, et ensuite ils accusent le melon de causer leurs troubles. Ils affirment ne pas pouvoir manger de melon sous peine de ressentir des maux d'estomac. En réalité, que s'est-il passé ? Ils ont mangé du melon *après* d'autres aliments, et au lieu de traverser rapidement l'estomac, le melon s'y est trouvé emprisonné. Il a ensuite fermenté dans l'estomac, et la victime s'en est ressentie pendant plusieurs heures. Elle a rejeté toute la responsabilité sur le melon, alors que s'il avait été consommé à jeun, et suivi des autres aliments vingt minutes après environ, le melon aurait quitté l'estomac intact, et les autres aliments seraient ensuite arrivés sans créer le moindre désagrément.

Il s'agit là d'un principe extrêmement simple, mais généralement méconnu. Les fruits traversent rapidement le système digestif et ne nécessitent qu'une dépense d'énergie minime par rapport aux autres aliments. C'est pourquoi j'affirme sans la moindre hésitation : **Les fruits sont les aliments les plus importants qui soient !** Cela s'applique à **tous** les fruits, y compris ceux qui sont acides, comme les oranges, les ananas et les pamplemousses. Cette classification de fruits acides est purement botanique. A l'intérieur de l'organisme, tous les fruits deviennent alcalins s'ils sont consommés correctement. En fait, les fruits et les légumes possèdent une qualité unique : ils neutralisent les acides qui se forment dans notre organisme. La consommation d'aliments mal associés, une quantité insuffisante d'aliments à haute teneur en eau, les sous-produits de nombreux aliments concentrés, les additifs alimentaires, la pollution de l'air et de l'eau, le stress, tous ces éléments provoquent la création de déchets toxiques et d'acides dans le corps. L'existence d'acides toxiques se reconnaît à différents phénomènes : enflement, accumulation de kilos excédentaires, cellulite, cheveux gris, calvitie, explosions de colère, yeux cernés, et rides prématurées sur le visage. Les ulcères sont un résultat direct de la présence d'acides dans le système digestif. Les fruits, consommés correctement, possèdent la qualité merveilleuse de rajeunir notre corps en annulant les effets des acides sur l'organisme. Lorsque vous maîtriserez bien le principe de la bonne consommation des fruits, vous aurez découvert l'un des secrets de beauté, de longévité, de santé, d'énergie, de bonheur et de minceur de la nature.

Les fruits, plus que tout autre aliment, fournissent au corps tous les éléments dont il a besoin pour vivre en pleine santé. Les cinq éléments essentiels que vous devez puiser dans votre nourriture sont le glucose, source d'énergie (extrait des hydrates de carbone), les amino-acides, les minéraux, les acides gras et les vitamines. L'élément primordial dans tout aliment est sa valeur énergétique. Sans énergie, le corps huumain ne peut pas exister. La valeur énergétique doit toujours être le critère principal dans le choix des aliments. Le pourcentage idéal de chaque élément en fonction des besoins de l'organisme est le suivant :

glucose	: 90 %
amino-acides	: 4 % — 5 %
minéraux	: 3 % — 4 %
acides gras	: 1 %
vitamines	: Moins de 1 %

Les proportions ci-dessus correspondent à la composition idéale de l'alimentation en ce qui concerne les besoins de l'organisme. Or, un seul type d'aliments sur cette planète correspond exactement à ces proportions : les fruits ! Cela tend à confirmer la découverte du docteur Alan Walker, selon laquelle l'homme est resté exclusivement frugivore pendant des millions d'années. Avant que la race humaine ne se laisse influencer par différents facteurs extérieurs, comme tous les autres animaux, l'homme consommait ins-

tinctivement les aliments qui répondaient à ses besoins vitaux : il s'agissait des **fruits.**

Il reste deux autres considérations importantes pour la maîtrise de la bonne consommation des fruits. La première concerne le type de fruits ou de jus de fruits que nous devons absorber. Un seul type de fruits est acceptable : les **fruits frais** ! Nous ne saurions trop souligner ce point essentiel. Il est tout à fait inutile de consommer des fruits traités ou dénaturés par la cuisson. L'organisme ne peut utiliser les fruits qu'à leur état naturel. Les pommes cuites, les fruits en conserve, les compotes et les gâteaux aux fruits sont nocifs dans la mesure où ils ne fournissent *aucune* purification de l'organisme et *aucun* nutriment ; de plus, ils sont une source de toxines et d'acides et risquent d'endommager les parois internes des organes. Ils obligent l'organisme à utiliser son énergie si précieuse pour neutraliser leur acidité et l'extraire du corps. Il faut savoir que les fruits sont d'une nature très délicate. La cuisson *détruit* leur valeur potentielle.

Tous les fruits que vous mangez doivent être *frais et crus,* pour qu'apparaissent les nombreux avantages que nous venons d'évoquer. Il en est de même pour les jus de fruits. Il doit s'agir de fruits frais. Les jus de fruits pasteurisés, comme le jus d'orange fait à partir de concentré, sont déjà des acides purs avant même que vous ne les buviez. Le fait de boire de l'acide pur perturbe la perte de poids plus qu'il ne l'accélère.

Vous vous demandez peut-être pourquoi il faudrait boire des jus de fruits, les fruits eux-mêmes étant sans doute meilleurs. En fait, vous avez raison. Un aliment est toujours meilleur lorsqu'il est consommé entier que lorsqu'il est fragmenté. Cependant, vous éprouvez souvent l'envie de boire. Au lieu de recourir à des boissons toxiques comme le café, le thé, l'alcool, les sodas ou le lait, il est préférable d'opter pour des jus de fruits *ou* de légumes. Evitez également d'avaler le jus de fruit d'une traite. Comme il s'agit d'un fruit fragmenté, il doit être bu à petites gorgées et mélangé à votre salive avant d'être avalé.

La deuxième considération est relative au temps qui doit s'écouler entre la consommation d'aliments autres que des fruits et celle de fruits. Si vous êtes à jeun, vous pouvez consommer autant de fruits que vous voulez et pendant aussi longtemps que vous voulez, *à condition de laisser passer vingt à trente minutes avant de prendre un autre aliment.* Cela laissera au fruit ou au jus de fruit le temps de quitter votre estomac. Certains fruits et jus de fruits traversent l'estomac plus rapidement, mais une attente de vingt à trente minutes vous assure une bonne marge de sécurité. (Les bananes, les dattes et les fruits secs restent environ quarante-cinq minutes à une heure dans l'estomac.) Après avoir mangé un aliment *autre* qu'un fruit, vous devez attendre *au moins trois heures.* Si vous avez consommé de la viande ou du poisson, patientez au moins quatre heures. Ces durées sont valables uniquement si vous avez respecté le principe de la bonne association des aliments. Si vous avez pris un repas composé d'aliments mal associés, les aliments resteront sans doute au moins huit heures dans votre estomac. Par conséquent, vous ne devez pas consommer de fruits ni de jus de fruits au cours de cette période.

TEMPS D'ATTENTE À RESPECTER
APRES LA CONSOMMATION D'AUTRES ALIMENTS
POUR REPRENDRE DES FRUITS

Aliments	Temps d'attente
Salade ou légumes crus	*2 heures*
Repas bien associé, sans viande	*3 heures*
Repas bien associé, avec viande	*4 heures*
Repas mal associé	*8 heures*

De toute évidence, les principes de la bonne association des aliments et de la bonne consommation des fruits ne concernent pas seulement *ce que* vous mangez, mais aussi *quand* vous le mangez.

Si on vous demandait quel est selon vous le pire moment de la journée pour manger, je me demande quelle serait votre réponse. Vous diriez sans doute qu'il faut éviter de manger avant de se coucher, car c'est ce que pensent la plupart des gens. Il est vrai qu'il est mauvais de manger avant d'aller dormir, mais il y a un moment de la journée qui est pire encore pour s'alimenter. Il s'agit de l'heure de votre réveil, le matin. Cela vous étonne, n'est-ce pas ? On vous répète si souvent qu'il faut prendre un petit déjeuner copieux, que c'est une bonne source d'énergie. Eh bien, savez-vous pourquoi tant de gens éprouvent le besoin d'avaler un café au milieu de la matinée ? Parce qu'ils prennent un petit déjeuner très lourd « pour avoir la forme », et que leur organisme est tellement fatigué par la digestion que les « remontants » sont les seuls stratagèmes qui leur permettent de tenir jusqu'à midi.

Essayez un instant d'oublier ce que vous pensiez du petit déjeuner. Oubliez tous les conseils des nutritionnistes, des diététiciens, des médecins et autres spécialistes. Essayez de ne compter que sur votre bon sens pour donner une réponse à la question concernant l'influence du petit déjeuner sur votre poids. Est-elle positive ou négative ?

En vous réveillant le matin, vous êtes reposé et en pleine forme, à condition que votre organisme n'ait pas passé la nuit à lutter contre un « en-cas » tardif ou un repas mal associé. Comment allez-vous dépenser cette ressource d'énergie ? En prenant un bon petit déjeuner ? Vous savez que la digestion utilise une énergie considérable. Un petit déjeuner copieux ne peut pas vous *apporter* un regain d'énergie ! Au contraire, **il l'utilise !** La plupart des petits déjeuners, qu'ils comportent du café au lait et des tartines, des céréales et du lait, ou des toasts et des œufs, correspondent à une très mauvaise association des aliments, ce qui oblige l'organisme à travailler pendant des heures *en dépensant* son énergie ! Les aliments bien associés restent environ trois heures dans l'estomac. Or, l'énergie qu'ils procurent ne peut se faire ressentir que lorsqu'ils sont assimilés, dans les intestins. Du point de vue de l'énergie, est-il raisonnable de prendre un petit déjeuner copieux dès votre réveil ? Si vous vous passez de petit déjeuner, non seulement vous ne mourrez pas d'inanition (car votre organisme utilise encore les aliments consommés la veille), mais vous serez plus alerte et plus dynamique.

Le terme « déjeuner » signifie étymologiquement « rupture de jeûne ». Or, un jeûne est une abstinence alimentaire prolongée, et pas seulement une nuit de sommeil.

Voici un élément clé pour votre santé et votre minceur : **De votre réveil jusqu'à midi au moins, consommez exclusivement des fruits et des jus de fruits frais.** Autant que vous le désirez, sans vous imposer aucune contrainte. Toute votre journée sera plus productive et plus dynamique, car vous aurez conservé votre énergie au lieu de la gaspiller. Vous serez étonné de l'effet spectaculaire qu'aura sur toute votre vie le fait de consommer exclusivement des fruits et des jus de fruits jusqu'à midi. Lorsque vous connaîtrez ces bienfaits extraordinaires, vous vous demanderez comment vous avez pu auparavant prendre un repas très lourd le matin.

Certaines personnes croient que les fruits et les jus de fruits font grossir. Les seuls problèmes que peuvent créer les fruits se produisent lorsqu'ils sont altérés par la chaleur ou mal associés, c'est-à-dire consommés pendant ou juste après un repas. **Si vous les mangez à jeun, les fruits frais ne peuvent avoir que des effets positifs ; ils accélèrent la perte de poids.** Quand nous disons aux gens qu'ils peuvent manger plus de fruits que d'habitude, certains expriment quelques inquiétudes quant aux kilocalories que cela représente. Celles-ci ne sont des ennemies que si elles sont consommées dans des aliments très traités ou mal associés. Les kilocalories de qualité, comme celles que l'on trouve dans les aliments à haute teneur en eau, n'aggraveront pas votre problème de poids. Au contraire, elles vous fourniront l'énergie nécessaire pour résoudre ce problème.

J'ai toujours trouvé très ennuyeux de compter les kilocalories. C'est une manière déprimante de déterminer ce qu'on peut manger. Je supplie mes patients de les oublier et de penser en termes de qualité des aliments. En effet, le compte des kilocalories est peu réaliste, c'est pourquoi les personnes qui procèdent à ces calculs compliqués n'obtiennent pas les résultats qu'elles espéraient, malgré toute leur précision.

Je me souviens d'un salon de thé très chic où j'étais allé prendre mon petit déjeuner. Cet établissement indiquait sur la carte, en face de chaque plat, le nombre de kilocalories qu'il représentait. En considérant ce menu, j'avais trouvé deux possibilités de petits déjeuners, composés chacun de trois aliments différents. L'un d'eux comprenait 220 kilocalories, et l'autre 190. J'ai choisi sans hésitation le petit déjeuner à 220 kilocalories. Je crois avoir eu raison. Voyez-vous, c'est une absurdité complète que de penser qu'une kilocalorie qui se trouve dans un aliment dénaturé, dévitalisé et traité est équivalente à une kilocalorie présente dans un aliment frais, et non dénaturé. Certaines vous font *gagner* des kilos tandis que d'autres vous apportent l'énergie nécessaire pour *perdre* du poids. Dans ce domaine, comme dans bien d'autres, la qualité est bien plus importante que la quantité.

Le petit déjeuner de 190 kilocalories se composait d'une tasse de flocons d'avoine, d'une tranche de pain complet et de fromage blanc. Celui de 220 kilocalories comportait un verre de jus d'orange fraîchement pressé, une tranche de melon frais et une tasse de fraises fraîches. Maintenant que vous comprenez mieux l'extrême importance des aliments à haute teneur en eau, bien associés, je suis certain que vous savez pourquoi j'ai opté pour le deuxième petit déjeuner. Celui qui ne contenait que 190 kilocalories était composé de trois aliments différents, sans eau. Il s'agissait d'une protéine (le fromage blanc) et de deux hydrates de carbone (le pain complet et les flocons d'avoine). Ces aliments seraient restés dans mon estomac pendant six à huit heures, me privant de mon énergie, ne m'apportant aucun nutriment, et laissant derrière eux un dépôt de déchets toxiques qui auraient encrassé mon organisme. Cela ne m'aurait absolument pas aidé à perdre du poids. Au contraire. En revanche, le petit déjeuner à 220 kilocalories se composait uniquement d'aliments riches en eau. Par conséquent, pas de fermentation, pas de perturbation de mon système digestif. Mon petit déjeuner a traversé mon estomac en moins d'une demi-heure, et en une heure, il me fournissait déjà de l'énergie, car je n'avais pas perturbé mon cycle d'élimination.

S'il est recommandé de manger exclusivement des fruits dans la matinée, c'est pour aider le bon fonctionnement des cycles naturels de l'organisme. Il est temps maintenant de passer de nouveau ces cycles en revue et de résumer leur rôle. Pour maigrir, il est essentiel de ne pas perturber le cycle de l'élimination, c'est pourquoi nous soulignerons son importance en l'examinant en premier lieu.

● **Cycle I : Elimination (4 h - 12 h) :** Vous savez déjà que la digestion des aliments traditionnels nécessite une dépense d'énergie plus importante que toute autre activité corporelle. Vous savez également que les fruits sont les aliments dont la digestion est la plus facile. Par conséquent, il est bénéfique de **consommer uniquement des fruits et des jus de fruits au cours du cycle d'élimination,** si toutefois vous consommez quelque chose. Tout autre aliment perturbe le cycle d'élimination, et les déchets des aliments qui auraient dû être éliminés viennent s'ajouter et former de nouveaux kilos excédentaires. C'est pourquoi il est indispensable pour retrouver la minceur de consommer des fruits et des jus de fruits jusqu'à midi. Le succès et l'efficacité de la perte de poids sont liés au bon fonctionnement du cycle d'élimination. Si vous sabotez ce cycle, vous sabotez votre réussite. **La consommation exclusive de fruits et de jus de fruits pendant la matinée est l'aspect le plus important de ce programme.** (Même si vous continuez à prendre du café, ne le faites pas pendant le cycle d'élimination. Attendez au moins midi. C'est un point essentiel.)

● **Cycle II : Ingestion (12 h - 20 h) :** Après midi, nous entrons dans la période quotidienne de consommation. Si vous avez faim, c'est alors qu'il faut manger, en respectant toutefois certaines règles. N'oubliez pas que la digestion fait appel à une énergie considérable. Il s'agit donc de prendre un repas qui ne sapera pas trop vos ressources d'énergie, même s'il les entame dans une certaine mesure. (Voir l'échelle des dépenses d'énergie, page 101). Cela signifie qu'il faut respecter le principe de la bonne association des aliments, afin qu'une dépense d'énergie minimale soit effectuée pour la digestion.

● **Cycle III : Assimilation (20 h - 4 h) :** Vous avez pris vos aliments. Votre organisme va extraire, absorber et utiliser les nutriments présents dans ces aliments. L'assimilation ne peut pas débuter avant que les aliments soient parvenus dans les intestins. Un repas bien associé quitte l'estomac en trois heures environ, et il est alors prêt à être assimilé. En revanche, un repas mal associé peut rester dans l'estomac entre huit et douze heures, voire *davantage*. Mangez assez tôt pour que les aliments aient quitté votre estomac au moment où vous vous couchez. Une bonne nuit de repos permettra à votre organisme de terminer son cycle d'assimilation avant d'entrer dans celui de l'élimination, vers quatre heures du matin.

Maintenant que vous êtes familiarisé avec les outils dont vous disposez et les mesures qui vous permettront d'atteindre la réussite que vous espérez, avant de poursuivre, il est indispensable que vous compreniez parfaitement bien la théorie de la désintoxication.

8

La théorie de la désintoxication

Nous avons souligné depuis le début de cet ouvrage l'importance extrême de l'élimination des déchets toxiques de l'organisme pour parvenir à un amaigrissement réussi et permanent. Pour faciliter ce processus, nous avons mis au point un mode de vie qui est non seulement efficace, mais aussi facile et agréable.

La désintoxication de votre organisme est l'objectif principal de cet ouvrage. Il faut comprendre que la désintoxication n'est pas toujours la phase la plus agréable du programme, mais qu'elle est nécessaire. Nous ne voulons pas vous faire croire que nous possédons une formule magique qui vous transformera du jour au lendemain en une personne heureuse, en bonne santé et mince sans aucun effort. Vous avez également un rôle à jouer. Après plusieurs années d'expérience, je peux vous dire que 10 pour 100 environ des personnes qui adoptent ce programme éprouvent un léger désagrément *au début*. Certains inconvénients peuvent surgir, mais il est toujours possible de les minimiser. Si la désintoxication est trop rapide, des troubles peuvent en résulter. C'est pourquoi nous avons consacré plus de neuf ans à l'expérimentation et au perfectionnement d'un mode de vie qui amoindrit considérablement ces problèmes.

Il ne faut pas oublier que l'accumulation des déchets toxiques dans votre organisme a pu durer vingt, trente, quarante ou cinquante ans, voire plus, par conséquent il est normal qu'ils ne puissent pas être éliminés en un jour.

Les inconvénients possibles dépendent du niveau d'intoxication de votre organisme. Les personnes qui prennent régulièrement des médicaments risquent davantage que les autres d'éprouver des désagréments temporaires. L'élimination des déchets toxiques est *parfois* désagréable. Mais mieux vaut être légèrement incommodé maintenant que d'attendre que tous les problèmes s'abattent sur vous plus tard. L'important est que le régime alimentaire permette à cette désintoxication de se produire, mais *pas* à une vitesse record. Le programme peut être adapté afin que vous éprouviez le moins de problèmes possible. C'est précisément l'objectif des menus que vous trouverez dans la deuxième partie de cet ouvrage. Ils ont été établis après maintes études et de nombreuses expérimentations afin de vous assurer une désintoxication facile et sans désagréments. En fait, ce programme est une cure de désintoxication.

Quels sont ces désagréments potentiels ? Le plus fréquent est un problème de rétention d'eau. En effet, lorsque vous commencerez à adopter le principe de la consommation de fruits à jeun, leurs vertus purifiantes troubleront les déchets toxiques accumulés, provoquant des gaz et un certain gonflement. Généralement, ce trouble disparaît en quarante-huit heures. Il dure rarement plus de soixante-douze heures. Si vous constatez un *gain* d'un ou deux kilos au cours des premiers jours, ne vous alarmez pas. Votre organisme se prépare en vue de la tâche qui l'attend. Vous ressentirez peut-être des maux de tête ou de légères douleurs. Il est possible que vous vous sentiez brusquement fatigué ou angoissé. Par ailleurs, vous constaterez parfois une liquéfaction des selles, que certaines personnes associent à tort avec la diarrhée. Il n'y a pas lieu de s'inquiéter ni de se précipiter à la pharmacie. Ce phénomène entraîne des effets positifs, et non négatifs. Les vertus purifiantes des fruits permettent de dégager les intestins et de chasser tous les déchets sous forme de selles liquides. Vous vous sentirez ensuite nettement mieux et plus léger. Surtout, ne faites rien pour interrompre ce processus d'élimination, ou toute autre manifestation d'évacuation des déchets corporels. Ne vous inquiétez pas des risques de déshydratation. Etant donné la quantité de fruits riches en eau et de légumes que vous consommerez, il n'y a aucun danger. Le problème des selles liquides dure rarement plus de deux jours. Vous éprouverez peut-être également de légères nausées lorsque les toxines de votre organisme seront perturbées.

Par ailleurs, il est possible que votre nez se mette à « couler » sans raison. Il ne s'agit pas d'un rhume ! Votre organisme évacue tout simplement les toxines qui s'étaient accumulées dans les muqueuses. Le rhume est d'ailleurs l'une des solutions qu'utilise notre corps pour chasser les toxines. Lorsque les muqueuses nasales sont surchargées de mucus, et lorsque ce mucus n'est pas évacué assez rapidement, les mécanismes de défense de l'organisme l'expulsent par la gorge et le nez.

Les troubles digestifs, qui vont des gaz et des flatulences aux douleurs chroniques plus sérieuses et à la colite, représentent un problème important dans les pays occidentaux. L'un des principaux bienfaits de ce programme est précisément l'élimination de ces désagréments. La bonne association des aliments et une bonne consommation des fruits sont les principaux éléments qui permettent de soulager ces maux. Parfois, l'adoption d'un régime riche en fruits, *correctement consommés,* peut provoquer quelques gaz et flatulences. Cela s'explique principalement par l'accumulation de déchets toxiques au cours des années, dans les parois de l'estomac et des intestins. Or, les fruits ont tendance à déloger ces toxines pour les chasser. Cela crée des remous qui sont à l'origine de l'apparition de gaz et de flatulences. La plupart des gens ne connaissent jamais ce type de problèmes, mais certaines personnes particulièrement intoxiquées les ont éprouvés à des degrés variables pendant deux ou trois semaines. Même si ces symptômes sont assez désagréables et ennuyeux, ils sont positifs car ils signifient que la *cause* de vos problèmes est sur le point d'être éliminée.

N'oubliez pas que lorsque vous modifiez vos habitudes alimentaires, votre corps doit s'adapter à ce changement. L'essentiel est de savoir que **tout désagrément temporaire correspond au processus d'épuration de l'organisme et au retour vers la santé. Moins de 10 pour 100 des personnes qui suivent ce programme ont connu des désagréments.** Si vous faites partie de cette minorité, ne commettez surtout pas l'erreur de renoncer à votre nouveau mode d'alimentation pour revenir à l'ancien. Cela perturberait énormément votre organisme. Faites confiance à la sagesse, à l'intelligence et aux merveilleuses capacités de récupération de votre corps, et soyez-lui reconnaissant de posséder cette merveilleuse aptitude de nettoyage et d'épuration. Si ces légers troubles persistent plus de quelques jours, pour avoir l'esprit tranquille et ne pas prendre de risques, vous pouvez en parler à votre médecin.

L'élimination complète de toutes les toxines de votre organisme peut prendre des mois ou même des années, mais en quelques jours, vous commencerez à perdre du poids et à vous sentir beaucoup plus dynamique. Vos kilos excédentaires fondront, votre énergie augmentera, toute votre vie deviendra progressivement plus agréable.

Vous pouvez suivre ce programme au rythme qui vous convient. Il est établi de telle manière qu'il ne présente aucun risque pour votre santé. Certains d'entre vous se sentiront très motivés, et suivront le programme de très près ; ils en tireront la satisfaction de résultats extrêmement rapides. Mais nous devons préciser qu'il s'agit d'un programme qui durera toute la vie, et non d'un régime miracle à suivre pendant deux ou quatre semaines. Vous vous demandez peut-être si ce n'est pas trop simple. Suffit-il de consommer des aliments à haute teneur en eau, de bien les associer, et de manger des fruits correctement pour retrouver santé et minceur ? **Oui !** Oui, c'est suffisant ! C'est précisément la simplicité de ce programme qui le rend si merveilleux. Plus question de verrouiller votre réfrigérateur, de prendre des coupe-faim, de compter les kilocalories, ou de survivre péniblement en vous nourrissant à peine. C'est terminé ! Vous **êtes libéré !**

Vous pouvez manger, et bien manger, et vous pouvez apprécier votre nourriture. Vous possédez maintenant un programme réaliste et durable qui vous aidera littéralement à mieux vivre !

Maintenant que nous avons examiné les principes, il reste deux domaines de l'alimentation sur lesquels nous devons nous pencher en raison de leur influence considérable sur l'amaigrissement et l'amélioration de l'énergie. Le premier de ces domaines concerne les protéines.

9

Les protéines

Je sais que le sujet des protéines est très controversé. Tout le monde semble avoir sa propre opinion quant à la quantité de protéines qu'il faut manger ou ne pas manger. Les spécialistes discutent sans cesse, nous ensevelissent sous des avalanches de données scientifiques, de chiffres, de statistiques. Un fait cependant est établi par de très nombreuses recherches scientifiques : le lien étroit qui existe entre la consommation de protéines concentrées et les maladies cardiaques, la tension artérielle, le cancer, l'arthrite, la goutte, les ulcères, et un certain nombre d'autres maladies. Mais nous nous limiterons ici aux effets des protéines sur le poids et le niveau d'énergie.

Les protéines sont les plus complexes des éléments constitutifs des aliments, et ceux dont l'assimilation et l'utilisation par l'organisme sont les plus compliquées. La digestion des protéines fait appel à une dépense d'énergie plus importante que celle de tous les autres aliments. Le temps moyen de passage des aliments (autres que les fruits) dans l'ensemble du conduit gastro-intestinal se situe entre vingt-cinq et trente heures. Lorsqu'on mange de la viande, cette durée se trouve *plus que doublée*. Par conséquent, il semble logique d'en déduire que plus on mange de protéines, moins on dispose d'énergie pour les autres fonctions corporelles, comme l'élimination des déchets toxiques.

Tant de choses ont été dites au sujet des protéines qu'on peut douter que ce sujet redevienne clair un jour. Ce qu'il faut savoir, c'est que nous n'en avons pas autant besoin qu'on avait pu nous le faire croire. Tout d'abord, le corps humain recycle 70 pour 100 de ses déchets protéiniques. 70 pour 100 ! De plus, l'organisme ne perd qu'environ vingt-trois grammes de protéines par jour, dans les selles, l'urine, la transpiration. Pour remplacer vingt-trois grammes de protéines, il suffit de consommer environ 700 grammes de protéines *par mois*. La plupart des gens en mangent bien davantage, et certains consomment des protéines à chaque repas. Le besoin quotidien de protéines est évalué à cinquante-six grammes, et ce chiffre laisse une marge de sécurité confortable. Une consommation excessive de protéines impose une fatigue considérable à l'organisme, qui tente alors de se débarrasser de ces excédents. C'est un terrible gaspillage de cette énergie si précieuse et si nécessaire pour perdre du poids. Lorsque les besoins quotidiens sont satisfaits, vingt-trois grammes pour les protéines, le reste se transforme en déchets qui s'accumulent dans votre organisme, et constituent des kilos superflus.

En fait, les protéines ne sont ni plus ni moins importantes que tout autre élément constitutif des aliments. On nous a fait croire qu'elles étaient essentielles, mais c'est faux. Les éléments constitutifs des aliments qui composent un repas typique sont toujours les mêmes : vitamines, minéraux, hydrates de carbone, acides gras, amino-acides, etc. Ils sont *tous* importants ! Ils sont utilisés ensemble. En isoler un comme plus important que les autres, c'est mal comprendre les besoins physiologiques et biologiques de l'organisme.

Le débat sur les protéines ne serait pas complet si nous n'abordions pas le problème de la consommation de la viande, car dans les pays occidentaux, la viande est généralement considérée comme la meilleure source de protéines.

Les protéines sont constituées à partir des amino-acides contenus dans les aliments. La seule influence des protéines que vous consommez sur celles que vous fabriquez concerne l'efficacité de l'utilisation de ces amino-acides par l'organisme. L'idée selon laquelle il suffit de manger une tranche de bœufs, de porc ou de poulet pour qu'elle se transforme en protéines dans votre corps est absurde. Les protéines animales restent animales, et ne deviennent pas des protéines humaines. Il faut comprendre le fonctionnement des amino-acides si vous voulez mieux connaître le rôle des protéines.

L'organisme ne peut pas assimiler les protéines telles qu'elles sont consommées. Elles doivent d'abord être digérées et décomposées en amino-acides qu'elles contiennent. Le corps peut alors utiliser ces amino-acides pour constituer les protéines dont il a besoin. Par conséquent, la valeur nutritive des protéines dépend des amino-acides qu'elles contiennent. Toutes les matières nutritives sont issues du monde végétal : les animaux assimilent les protéines, mais ils ne forment ni ne créent jamais de nouvelles sources de protéines, c'est-à-dire les huit amino-acides essentiels. Les plantes peuvent synthétiser les amino-acides présents dans l'air, la terre et l'eau, mais les animaux, y compris les êtres humains, dépendent des protéines végétales, soit directement, en consommant la plante, soit indirectement, en mangeant l'animal qui a mangé la plante. Il n'y a pas dans la viande d'acides aminés essentiels que l'animal n'ait extraits des plantes, et que l'homme ne puisse lui aussi extraire des plantes. C'est pourquoi les animaux très forts possèdent toutes les protéines dont ils ont besoin. Ils les constituent à partir du grand nombre d'animo-acides présents dans les plantes qui forment leur nourriture. C'est également la raison pour laquelle, excepté en cas de nécessité absolue, les animaux carnivores ne dévorent généralement pas d'autres carnivores. Ils leur préfèrent instinctivement ceux qui se nourrissent de végétaux.

Il existe en tout vingt-trois amino-acides différents. Ils sont tous importants. En fait, quinze d'entre eux peuvent être produits par l'organisme, et les huit autres doivent être extraits de nos aliments. Seuls ces huit amino-acides sont appelés « essentiels ». Si vous consommez régulièrement des fruits, des légumes, des fruits secs, des graines ou des racines, votre organisme reçoit tous les amino-acides dont il a besoin pour constituer les protéines indispensables. En fait, vous ne risquez pas de souffrir d'une carence en protéines. Connaissez-vous quelqu'un qui souffre d'une déficience de protéines ? Moi non plus.

Vous vous souvenez que j'ai évoqué l'infinie sagesse de notre corps. Il sait parfaitement comment s'assurer une production suffisante de protéines. Comment pourrait-il en être autrement ? L'organisme dispose d'un mécanisme remarquable qui lui garantit qu'un élément aussi vital que les protéines est produit régulièrement et avec abondance. Il s'agit de la réserve d'amino-acides.

Grâce à la digestion des aliments et au recyclage des déchets protéiniques, le corps possède tous les amino-acides qui circulent dans les systèmes lymphatique et circulatoire. Lorsque l'organisme a besoin d'amino-acides, il les extrait du sang ou de la lymphe. Ces amino-acides disponibles constituent ce que j'appelle une réserve. La réserve d'amino-acides ressemble à une banque ouverte vingt-quatre heures sur vingt-quatre. Le foie et les cellules effectuent continuellement des dépôts et des retraits d'amino-acides, en fonction de la concentration d'amino-acides dans le sang. Lorsque les amino-acides sont nombreux, le foie les absorbe et les garde en dépôt jusqu'à ce qu'ils soient nécessaires. A mesure que le taux d'amino-acides dans le sang baisse en raison des retraits effectués par les cellules, le foie remet en circulation certaines quantités d'amino-acides.

Les cellules ont également la possibilité d'entreposer les amino-acides. Si le taux d'amino-acides dans le sang baisse brusquement, ou si d'autres cellules ont besoin d'un amino-acide précis, les cellules remettent également en circulation leurs amino-acides. La plupart des cellules de l'organisme synthétisent plus de protéines que ne l'exige leur survie, c'est pourquoi elles peuvent transformer leurs amino-acides en protéines et faire des dépôts dans la réserve d'amino-acides. Il faut comprendre le fonctionnement de cette réserve pour s'apercevoir que les protéines ne sont pas nécessaires dans l'alimentation.

Je sais que cela peut paraître compliqué, mais ne vous inquiétez pas, je n'irai pas plus loin dans la technique au cours de cet ouvrage. La réserve d'amino-acides existe, et si vous le comprenez, vous pourrez vous libérer du mythe des protéines.

Mes études, ainsi que beaucoup d'autres, montrent qu'il n'est pas nécessaire de consommer des protéines à chaque repas, ni même chaque jour. Les recherches menées par E.S. Nasset et décrites dans la *Revue mondiale de nutrition et de diététique* indiquent que « le corps peut constituer tout amino-acide absent dans son alimentation en puisant dans ses réserves, à condition que la nourriture soit suffisamment variée ».

Quant aux huit amino-acides que l'organisme doit extraire de sources extérieures, et bien que les fruits et les légumes en contiennent le plus grand nombre, certains fruits et légumes précis peuvent les apporter *tous* ; ce sont : les carottes, les bananes, les choux de Bruxelles, le chou, le chou-fleur, le maïs, les concombres, l'aubergine, le chou rouge, les pois, les pommes de terre, les courges, les papates douces et les tomates. De plus, toutes les noix, les graines de tournesol et de sésame, les cacahuètes et les haricots secs contiennent également ces huit amino-acides. Les amino-acides utilisables par le corps humain sont beaucoup plus nombreux dans les végétaux que dans la viande. Je sais que vous devez penser que je cherche à transformer chacun de vous en végétarien. En fait, tel n'est pas mon objectif, même si, pour citer Albert Einstein, « il me semble que le mode de vie végétarien, par ses effets purement physiques sur le tempérament humain, aurait une influence des plus bénéfiques sur la plus grande partie de l'humanité ». Comme vous l'avez sans doute deviné, je suis moi-même végétarien. J'ai appris depuis longtemps que les plantes sont les aliments les plus bénéfiques. Mais je ne cherche pas à imposer mon point de vue à qui que ce soit. Vous pouvez manger de la viande et rester en bonne santé. Je connais certains végétariens qui, sous prétexte qu'ils ne mangent pas de viande, se sentent libres de se livrer à toutes sortes d'excès. De ce fait, leur santé est nettement moins bonne que celle de certaines personnes qui mangent de la viande raisonnablement.

La question à se poser est la suivante : l'être humain est-il conçu pour manger de la viande ? Toutes les données dont nous disposons indiquent qu'il n'existe aucune justification nutritive, physiologique ou psychologique permettant d'affirmer qu'il faut consommer de la viande. Cela mérite quelques explications.

Examinons tout d'abord les aspects nutritifs de la viande. Comme nous l'avons vu, le critère essentiel permettant de juger un aliment est sans conteste sa valeur énergétique, c'est-à-dire l'énergie qu'il communique à l'organisme. Or, les viandes n'apportent *aucune énergie*. L'énergie est tirée des hydrates de carbone, qui sont pratiquement inexistants dans la viande. Autrement dit, la viande ne procure pas de carburant à l'organisme. Les graisses peuvent procurer de l'énergie, mais elles doivent subir un processus de digestion plus long et moins efficace, et les graisses ne sont transformées en énergie que **lorsque les réserves d'hydrates de carbone de l'organisme sont épuisées.** Il faut comprendre que les graisses de l'organisme ne proviennent pas toutes des graisses de l'alimentation. Quand on consomme une quantité excessive d'hydrates de carbone, ils sont transformés en graisse et stockés dans l'organisme. Ainsi, le corps humain peut conserver et utiliser des graisses sans qu'il soit nécessaire de lui en fournir de grandes quantités dans la nourriture. Par conséquent, on peut également considérer les dépôts de graisse comme une banque d'hydrates de carbone, où les dépôts et les retraits sont effectués en fonction de nos besoins. La graisse *utilisable* dépend donc, elle aussi, de la consommation des hydrates de carbone.

Il faut par ailleurs considérer le problème des fibres. Dans tous les domaines de la santé, on constate l'importance des fibres dans l'alimentation. Entre autres bienfaits, les fibres aident à prévenir la constipation et les hémorroïdes. Or, la viande a une teneur en fibres pratiquement nulle.

Observons maintenant la disponibilité d'amino-acides dans la viande. Une chaîne d'amino-acides peut contenir de cinquante et un à deux cent mille amino-acides. Les amino-acides sont assez fragiles. La chaleur de la cuisson en coagule ou en détruit un grand nombre, qui ne peuvent donc plus être utilisés par l'organisme. Ces amino-acides inutilisables deviennent toxiques, ce qui aggrave le problème de poids, augmente les corvées de l'organisme, et nous prive d'énergie. Pour que les amino-acides soient utiles à notre organisme, nous devrions manger la viande crue, comme le font les animaux carnivores. Personne ou presque ne mange de viande crue. La viande est également très riche en graisses saturées. Ces graisses ne peuvent en aucun cas fournir de l'énergie. Par conséquent, du point de vue de la nutrition, la viande présente très peu d'avantages, voire même aucun.

Examinons maintenant les aspects physiologiques de la consommation de la viande. Les dents des carnivores sont *toutes* longues, acérées et pointues. Nous avons des molaires destinées à mâcher les aliments. En revanche, la mâchoire d'un carnivore se déplace uniquement de bas en haut, afin de déchiqueter et de mordre la viande. Nos mâchoires se déplacent latéralement pour mastiquer. La salive des carnivores est acide et prévue pour la digestion des protéines animales ; elle ne contient pas de ptyaline, une enzyme qui assure la digestion des amidons. Notre salive, au contraire, est alcaline et contient de la ptyaline pour digérer les amidons. L'estomac des carnivores est une simple poche ronde qui sécrète dix fois plus d'acide chlorhydrique que l'estomac d'un non-carnivore. Notre estomac, quant à lui, est de forme oblongue, de structure complexe, et doublé d'un duodénum. Les intestins des carnivores mesurent trois fois la longueur de leur tronc, et sont destinés à une évacuation rapide des déchets alimentaires. Nos intestins mesurent douze fois la longueur de notre tronc et sont destinés à conserver les aliments assez longtemps pour que tous les nutriments puissent en être extraits. Le foie d'un carnivore est capable d'éliminer dix à quinze fois plus d'acide urique que le foie d'un non-carnivore. Notre foie ne parvient à éliminer que de petites quantités d'acide urique. L'acide urique est une substance extrêmement toxique qui peut perturber complètement notre organisme. Toute consommation de viande dégage d'importantes quantités d'acide urique dans l'organisme. Contrairement aux carnivores et à la plupart des omnivores, l'homme ne *dispose pas* de l'urase, une enzyme permettant de décomposer l'acide urique. L'urine des carnivores est acide. La nôtre est alcaline. La langue des carnivores est rugueuse. La nôtre est lisse. Nos mains sont parfaitement conçues pour cueillir les fruits sur les arbres, et non pour arracher les entrailles de la carcasse d'un animal mort, comme le sont les pattes et les griffes des carnivores. Pas une seule faculté anatomique de l'être humain n'indique qu'il soit destiné à déchirer, mordre et broyer la viande pour s'en alimenter.

Enfin, l'homme n'est même pas équipé psychologiquement pour la consommation de viande. Vous est-il arrivé de vous promener dans une belle forêt, en emplissant vos poumons d'air pur et en écoutant chanter les oiseaux ? Peut-être avez-vous vu un écureuil passer devant vous. Dans ce cas, quelle fut votre première impulsion en voyant l'écureuil ? Avez-vous eu envie de bondir pour le capturer, de le déchirer de vos dents, et de l'avaler, en croquant ses entrailles, sa peau, ses os, sa chair et en buvant son sang ? Puis de vous lécher les lèvres avec délices en remerciant la chance de vous avoir fait prendre ce chemin qui vous a permis de dévorer ce délicieux animal ? *Ou bien* votre première inclination en apercevant l'écureuil fut-elle de vous extasier sur sa beauté ? Je me demande combien il y aurait de végétariens sur terre si, pour manger un steak, il fallait aller tuer de ses mains un bœuf sans défense, le dépecer, et le découper.

Il est de mon devoir de vous dire que la digestion de la viande exige une dépense d'énergie considérable, et la consommation de viande rend l'amaigrissement particulièrement difficile.

Si vous souhaitez malgré tout continuer à manger de la viande, j'aimerais vous donner trois petits conseils qui vous permettront d'en amoindrir les effets négatifs :

■ Cherchez un bon boucher. Certaines substances chimiques données aux animaux destinés à l'abattoir sont dangereuses. Certains bouchers garantissent que les animaux dont ils vendent la viande ont été élevés naturellement, sans aucun additif chimique. Recherchez ces fournisseurs. Votre santé en vaut la peine.

■ Essayez de ne pas manger de viande plus d'une fois par jour, et de préférence au dîner, comme l'indique l'échelle des dépenses d'énergie, p. 101. Et certains jours, ne mangez pas de viande du tout. Ne vous inquiétez pas, cela ne vous empêchera pas de vous réveiller le lendemain, probablement plus dynamique et reposé.

■ Associez bien les aliments. Il vous arrivera de prendre des repas mal associés. Essayez de ne pas le faire en ce qui concerne la viande. La viande bien associée présente déjà assez de problèmes à l'organisme. Ne les compliquez pas.

Certains sportifs parmi vous protesteront peut-être en affirmant que leur activité physique intense nécessite une consommation importante de protéines. Or l'ingestion de suppléments de protéines chez les athlètes dont l'alimentation est par ailleurs équilibrée ne présente aucun avantage sur le plan musculaire. Les athlètes ont les mêmes besoins en protéines que les personnes sédentaires. Les protéines n'accroissent pas la force. En fait, il faut généralement une énergie plus importante pour digérer ces excédents de protéines. Par ailleurs, une consommation excessive de protéines chez les athlètes peut provoquer la déshydratation, la perte de l'appétit et la diarrhée.

Si vous avez l'intention de pratiquer une activité physique, il suffit d'augmenter votre consommation d'hydrates de carbone, afin de vous assurer une réserve d'énergie supplémentaire. Les protéines sont désastreuses en termes de dynamisme et n'aident pas directement ni efficacement l'activité musculaire. Les protéines ne produisent pas d'énergie, elles en utilisent ! Le lion, qui se nourrit exclusivement de viande, dort vingt heures par jour. L'orang-outan, qui se nourrit de végétaux, ne dort que six heures.

Un dernier sujet doit être abordé : la vitamine B12. Il paraîtrait que si on ne mange pas de viande, on risque de développer une carence en vitamine B12. C'est stupide ! Où les animaux dont nous mangeons la chair se procurent-ils leur vitamine B12 ? Cette vitamine existe en petites quantités dans les plantes. Mais la vitamine B12 dont nous avons besoin est essentiellement produite par l'organisme.

L'estomac sécrète une substance appelée « facteur intrinsèque » qui transporte la vitamine B12 produite par la flore bactérienne de nos intestins. Nos besoins réels de vitamine B12 sont si infimes qu'ils se mesurent en microgrammes (c'est-à-dire en millionièmes de gramme) ou en nanogrammes (en milliardièmes de gramme). Un milligramme de vitamine B12 est suffisant pour vivre deux ans, et les individus en bonne santé disposent généralement d'une réserve de cinq ans. Mais il y a un problème : la lenteur de la digestion de la viande ralentit ou empêche la sécrétion du « facteur intrinsèque » dans l'estomac et perturbe la production de vitamine B12. Par conséquent, les personnes qui consomment de la viande risquent davantage que les autres de connaître une carence en vitamine B12.

Vous vous demandez peut-être si les œufs sont une meilleure source de protéines que la viande. En fait, il est intutile de chercher des protéines de bonne qualité. L'important est de disposer d'amino-acides de bonne qualité pour *produire* les protéines dont nous avons besoin. Si les œufs ne sont pas consommés crus, les amino-acides qu'ils contiennent se trouvent coagulés par la cuisson et donc perdus. De plus les œufs sont pondus par des poules dont l'alimentation peut contenir des produits chimiques destinés à tuer les parasites et à stimuler la production d'œufs ; par conséquent, en mangeant des œufs crus vous ingérez une petite quantité de ces poisons chimiques. Enfin, les œufs contiennent beaucoup de soufre, très nocif pour le foie et les reins.

La Société internationale pour la recherche sur la nutrition et les statistiques vitales, composée de quatre cents docteurs en médecine, en biochimie, en nutrition et en sciences naturelles, a porté un coup considérable à la croyance en l'importance suprême des protéines. Lors d'un récent séminaire à Los Angeles, j'ai lu dans le rapport de cette société que les besoins humains en protéines devaient être révisés. La viande, le poisson et les œufs peuvent faire partie de notre alimentation quotidienne, mais il n'est pas nécessaire d'en consommer chaque jour.

Pour entretenir votre vie et redonner vie à votre vie, il faut adopter une alimentation *pleine de vie !* Savez-vous que le mot *végétal* vient du latin *vegetus*, qui signifie plein de vie ?

Maintenant que le sujet des protéines et de leur relation avec la perte de poids et l'énergie a été expliqué, il reste un élément important dans ce domaine : les produits laitiers.

10

Les produits laitiers

Le problème de la consommation des produits laitiers est très semblable à celui de la viande. Après quinze ans d'études, je pense qu'à l'exception de la viande, rien ne saurait saboter davantage un programme d'amaigrissement *sain* que les produits laitiers. Je sais que certaines personnes auront beaucoup de mal à se ranger à mon avis. Peut-être vous est-il déjà arrivé de suivre un régime qui préconisait *exclusivement* la consommation de viande et de produits laitiers, et vous avez maigri. Cela m'est également arrivé ! Je me souviens de n'avoir mangé que des œufs, de la viande et du fromage pendant un mois. J'avais perdu treize kilos. Mais je me sentais très mal, et un mois après avoir repris une alimentation « normale », j'avais regagné mes treize kilos. J'avais réussi à perdre du poids tout simplement parce que lorsqu'un groupe complet d'aliments est exclu du régime, le corps maigrit. Cependant, du fait que les aliments que je consommais ne contenaient pas d'eau, je ne me sentais pas bien, j'étais fatigué. Je ne suis pas le seul à avoir fait une telle expérience et à en avoir subi les désagréables conséquences.

Comme dans le cas des protéines, de nombreuses études établissent un lien entre la consommation des produits laitiers et les maladies cardiaques, le cancer, l'arthrite, la migraine, les allergies, les infections des oreilles, les rhumes, l'asthme, les troubles respiratoires, et une multitude d'autres maladies. Mais pour nous limiter au sujet qui nous intéresse ici, nous n'évoquerons les produits laitiers que dans leur influence sur la perte de poids et l'énergie.

Les enzymes nécessaires à la digestion du lait sont la rénine et la lactase. Or, ces enzymes disparaissent pratiquement chez l'être humain au-delà de l'âge de trois ans.

Tous les laits comportent une substance protéinique appelée caséine. Cette substance sert à la constitution des os de grande taille. La caséine se coagule dans l'estomac et forme des amalgames denses et difficiles à digérer, qui imposent une fatigue considérable à l'organisme qui doit chercher tant bien que mal à s'en débarrasser. Autrement dit, cela provoque une dépense d'énergie considérable. Malheureusement, une partie de cette substance dense durcit et adhère aux parois intestinales, empêchant l'absorption des autres nutriments par l'organisme. Résultat : une fatigue chronique. De plus, les sous-produits de la digestion du lait laissent dans le corps une quantité importante d'une substance très acide, qui est entreposée dans l'organisme.

Le docteur Norman W. Walker, ce spécialiste de la santé âgé de cent dix-sept ans dont nous avons déjà parlé, a étudié ce sujet pendant plus d'un demi-siècle. Il affirme que la caséine est à l'origine d'un grand nombre de troubles thyroïdiens. Le fait que les produits laitiers soient traités et contiennent souvent de petites doses de pénicilline et d'antibiotiques impose une fatigue supplémentaire à votre organisme.

Il faut ajouter que les problèmes peuvent exister même si les produits laitiers sont bien associés dans l'alimentation. Tout produit laitier étant un aliment concentré, il ne faut pas lui associer d'autre aliment concentré. Quand vous prenez du lait avec des gâteaux ou des biscuits, ou encore mélangé à des céréales, vous ne respectez pas le principe de la bonne association des aliments. On mange généralement le fromage avec du pain, ou avec des fruits : là encore, ce principe est violé. Consommés seuls, les produits laitiers posent déjà suffisamment de problèmes à l'organisme, mais lorsqu'ils sont mal associés, le résultat est catastrophique. Les substances bénéfiques que le yaourt est censé vous apporter sont déjà produites en quantités suffisantes par votre organisme.

Si vous voulez tout de même consommer des produits laitiers, n'oubliez jamais que le lait doit être bu absolument seul ; il ne supporte pas l'association avec un autre aliment. Si vous voulez du fromage, mieux vaut le manger râpé ou coupé en dés dans une salade (sans croûtons) ou fondu sur des légumes. Si vous avez envie d'une pizza au fromage, ne vous privez pas. Mais n'en abusez pas. Et le lendemain, consommez beaucoup de fruits et de légumes. Vous avez envie d'un morceau de gruyère ? Mangez-le plutôt à jeun afin de laisser votre système digestif faire son travail sans être encombré par d'autres aliments.

La même chose s'applique au yaourt. Ne le consommez pas avec des fruits, car l'ensemble fermenterait dans votre estomac. Prenez-le nature, à jeun, ou utilisez-le dans l'assaisonnement d'une salade.

Certaines personnes affirment que les produits laitiers sont indispensables pour nous fournir du calcium et que si nous ne buvons pas de lait, nos dents vont se déchausser et nos os se fragiliser. Tout d'abord, le calcium que l'on trouve dans le lait de vache est plein de caséine qui empêche l'assimilation du calcium de se faire normalement. De plus, la plupart des gens qui boivent du lait et mangent du fromage consomment des produits pasteurisés, homogénéisés, et traités. Ces traitements dégradent le calcium et le rendent très difficile à utiliser par l'organisme.

En fait, tous les légumes verts contiennent du calcium. L'arachide crue contient du calcium. Et les graines de sésame crues contiennent davantage de calcium que tout autre aliment sur terre. La plupart des fruits également sont assez riches en calcium. Si vous mangez des fruits et des légumes chaque jour, et ne serait-ce qu'occasionnellement des arachides crues, vous ne risquez pas de souffrir d'une carence en calcium. Les meilleures sources de calcium sont les graines de sésame crues, les arachides crues, le varech, tous les légumes verts, et les fruits secs : figues, dattes et pruneaux. Si vous avez encore des inquiétudes, vous pouvez saupoudrer vos salades ou vos légumes de graines de sésame crues, et le spectre de la déficience de calcium sera définitivement écarté.

Il est important de comprendre le rôle du calcium dans le corps humain. L'une de ses principales fonctions est la neutralisation des acides présents dans l'organisme. Beaucoup de gens qui croient souffrir d'une carence en calcium subissent en réalité les effets d'une alimentation très acide, le calcium de leur organisme étant sans cesse sollicité pour neutraliser les acides. **Tous les produits laitiers, à l'exception du beurre, provoquent la formation de nombreux acides.** Le beurre, étant une graisse, est neutre. Comme la graisse perturbe la digestion des protéines, il est préférable de *ne pas* consommer de beurre avec des protéines. En revanche, vous pouvez prendre du beurre avec des hydrates de carbone. Le plus étonnant, c'est que les gens consomment des produits laitiers pour en tirer du calcium, et que le calcium existant dans leur organisme est utilisé pour combattre les effets des produits laitiers qu'ils consomment. L'essentiel semble donc non pas de surcharger notre corps de calcium, mais plutôt de modifier nos habitudes alimentaires afin que moins d'acides se forment dans notre organisme. Ainsi, notre calcium pourrait être utilisé à son plein rendement.

Lorsque vous réduirez votre consommation de produits laitiers, vous constaterez peut-être que vos ongles deviennent plus friables ou cassants et que vous perdez quelques cheveux. Il ne faut pas prendre ces symptômes pour ceux qui surviennent parfois dans les cas très rares de déficience protéinique. Si vous vous inquiétez, demandez conseil à votre médecin. Votre corps s'adapte simplement à la transition entre le calcium grossier des produits laitiers et le calcium beaucoup plus fin que vous puisez dans les arachides, les graines, les fruits et les légumes.

Votre corps remplacera très rapidement ces ongles et ces cheveux, comme il remplace les couches superficielles de votre peau lorsqu'elles meurent. C'est difficile à remarquer, mais votre peau subit ce genre de « mues » régulièrement, les tissus morts étant remplacés par de nouveaux tissus plus sains. De la même manière, les cheveux que vous avez perdus seront remplacés par des cheveux plus brillants, et vos ongles repousseront, plus durs et plus résistants.

Les arachides crues sont particulièrement utiles si vous constatez une détérioration de vos cheveux ou de vos ongles. Elles figurent dans ce programme aux côtés des légumes crus. Une demi-tasse d'arachides crues chaque jour est généralement suffisante. Si vous savez, dès que vous réduisez votre consommation de produits laitiers, vous rattraper sur les arachides et les graines crues, vos ongles et vos cheveux deviendront sans aucun doute plus beaux et plus forts qu'ils ne l'ont jamais été.

J'ai constaté au cours des quinze dernières années que de nombreuses allergies ainsi que des troubles respiratoires sont directement liés à la consommation de produits laitiers ; c'est notamment le cas de l'asthme. J'ai personnellement aidé plus de vingt personnes à éliminer leur asthme, et je connais beaucoup d'autres patients qui ont été assistés de la même manière par d'autres praticiens de l'Hygiène Naturelle. Dans *tous* les cas, ces personnes consommaient des produits laitiers. Il en est de même pour les enfants qui souffrent d'infections des oreilles. Ces infections sont devenues si fréquentes qu'on les considère maintenant comme un incident normal de l'enfance ! Je suis prêt à parier que tous les enfants qui connaissent ces troubles consomment beaucoup de produits laitiers. Les autres souffrent rarement d'infections des oreilles.

Je sais que vous avez entendu de nombreux spécialistes affirmer que les produits laitiers sont indispensables à une bonne alimentation. Mais croyez-en ma longue expérience : ils sont souvent une entrave à votre minceur et à votre dynamisme.

Il reste un élément que l'on retrouve dans tous les régimes amaigrissants. Sans lui, vous courez droit à l'échec. Cet élément essentiel, c'est naturellement l'exercice.

11

L'exercice

Aucun programme d'amaigrissement sain ne peut être efficace sans la pratique de l'exercice. Le nôtre ne fait pas exception à la règle. Pour que les cycles de l'organisme fonctionnent bien, il est indispensable d'associer les principes alimentaires que nous avons déjà évoqués et un programme d'exercice équilibré. Il n'est pas nécessaire de vous épuiser, car cela ne ferait que gaspiller votre énergie. Mais il faut veiller à faire travailler votre cœur chaque jour. Certains exercices stimulent les systèmes respiratoire et circulatoire ; ainsi, du sang frais et oxygéné est véhiculé dans tout votre corps, ce qui est essentiel au bon état de l'organisme. Le cœur est un muscle, et comme tous les muscles, il s'atrophie si on ne le fait pas travailler. Le principal est de pratiquer chaque jour une activité assez intense pour vous faire transpirer et vous essouffler.

Vous avez le choix entre de nombreux sports : la natation, le tennis, la corde à sauter, le jogging léger, la bicyclette, la marche rapide. Il existe des bicyclettes d'appartement, des rameurs hydrauliques, des mini-trampolines et de nombreux autres équipements à des prix abordables. Si votre temps est précieux (et pour qui ne l'est-il pas ?) et si vous ne pouvez pas toujours aller au gymnase, vous pouvez envisager l'achat d'un de ces appareils que vous pourrez utiliser à vos moments perdus.

Pensez au mini-trampoline, un appareil excellent pour faire travailler chaque jour tous les muscles du corps. Bondir et rebondir, c'est l'exercice que pratiquent depuis des années les astronautes et les sportifs de haut niveau, et vous pouvez le faire dans le confort de votre maison (ou mieux encore, en plein air, dans votre jardin). Le trampoline peut être pratiqué à tout âge, et n'entraîne pas les risques de légers traumatismes aux articulations qui peuvent se produire, par exemple, dans la pratique du jogging sur les sols durs des trottoirs, ni les problèmes de dos que posent les haltères.

Il faut effectuer un minimum d'exercice chaque jour. Ce minimum correspond à vingt minutes de marche *rapide*. Si vous pouvez en faire davantage, c'est très bien, mais une marche rapide de vingt minutes suffit. Le moment idéal pour la pratique de l'exercice est le matin de bonne heure. L'air est plus frais et votre corps particulièrement dispos tire le plus de bénéfices de son activité. Outre ces avantages physiques, il y a des avantages psychologiques considérables. Je pense que tous les gens qui souhaitent perdre du poids ou simplement améliorer leur bien-être connaissent l'importance primordiale de l'exercice. Mais il est si facile de trouver des excuses pour s'y dérober ! Le fait de savoir que l'on *devrait* faire de l'exercice, mais qu'on n'en fait pas peut entraîner des sentiments très négatifs, qui sapent votre énergie. Si vous n'avez pas fait d'exercice, chaque fois que vous y pensez dans la journée, vous vous dites que vous compenserez cet oubli le lendemain, mais vous ne pouvez vous empêcher de vous sentir coupable. En revanche, si vous faites votre exercice en vous levant le matin, en y pensant dans la journée, vous pourrez vous dire que vous avez fait votre sport quotidien et vous sentir satisfait. Cela vous donnera un sentiment très positif, qui se répercutera dans d'autres domaines de votre vie. Tout ira mieux.

Personnellement, je répugnais au début à faire de l'exercice ; il a vraiment fallu que je me force. Quand je prenais ma bicyclette pour faire mes quinze kilomètres habituels, je n'avais aucun enthousiasme, mais je savais que je ne perdrais pas de poids si je n'acceptais pas la règle de l'exercice physique. Les bienfaits de cette pratique ont commencé à m'apparaître réellement après un mois. Quand j'ai entrepris de faire de l'exercice régulièrement, mon cœur battait à soixante-douze pulsations par minute au repos. Un mois après, mon pouls était de cinquante-quatre ! En un mois, j'avais amélioré le fonctionnement de mon cœur de dix-huit battements par minute ! Cela représente quinze mille battements de moins chaque jour ! Et des millions de pulsations de moins chaque année. Il s'agit là de longévité. Le fait d'amoindrir le travail du cœur de plusieurs millions de battements par an ne peut que prolonger votre existence. Non seulement le sport est devenu un plaisir pour moi, mais je suis convaincu que la pratique régulière de l'exercice, associée à mon programme alimentaire, est un élément déterminant de mon amaigrissement. **Ne commettez pas l'erreur d'exclure l'exercice de votre vie quotidienne. La réussite de ce programme en dépend !** A propos de votre nouveau mode de vie, deux autres éléments doivent aussi être pris en considération : l'air pur et le soleil. Peu de gens sont conscients de l'apport considérable que l'air que nous respirons fournit à notre organisme. L'air frais et pur est vital, au même titre que le soleil. Profitez de ces deux éléments le plus souvent possible. Votre amaigrissement s'en trouvera accéléré.

Une promenade dans les bois ou sur la plage, ou une randonnée à bicyclette dans la campagne, feront des merveilles pour votre bien-être physique et psychologique. Par ailleurs, il est important de toujours laisser une fenêtre ouverte quand vous dormez, même si vous devez prendre une couverture supplémentaire pour vous protéger contre la fraîcheur ; l'air pur qui circulera dans la pièce pendant votre sommeil vous apportera de nombreux bienfaits. L'organisme fonctionne avec une plus grande efficacité pendant ses cycles d'assimilation et d'élimination s'il peut bénéficier d'air frais et s'il n'est pas obligé de respirer constamment un air chargé des toxines qu'il vient d'éliminer.

Certaines personnes prétendent que le soleil serait dangereux ! **Le soleil est la source de toute vie sur la Terre ! C'est une vérité qu'il ne faut jamais oublier !** Sans le soleil, la vie telle que nous la connaissons n'existerait pas. Nous créons des nutriments précieux avec l'aide du soleil. Il est également utile pour la désintoxication et la perte de poids, car il ouvre les pores de notre peau, permettant aux toxines de s'échapper. Cependant, *dans tous les domaines*, les abus sont dangereux. Pourtant je déconseille l'emploi des lotions protectrices. Mieux vaut augmenter lentement votre tolérance au soleil que d'utiliser ces produits qui empêchent l'absorption de tous les rayons ultraviolets et infrarouges. Ils perturbent également le fonctionnement de nos glandes sudoripares. Le soleil ne nous fournit pas seulement un bronzage, mais il revitalise tout notre corps, et pas uniquement la peau. Si vous le pouvez, passez une demi-heure au soleil chaque jour ou aussi souvent que possible, de préférence le matin.

Il ne fait aucun doute que l'exercice physique, l'air pur et le soleil jouent un rôle déterminant dans votre bien-être. Vous disposez également d'un autre outil exceptionnel qui pourra améliorer considérablement votre santé dans tous ses aspects. C'est une chose que vous *possédez déjà*, et il vous suffit de l'utiliser pour en tirer d'énormes bienfaits.

12

Vous êtes ce que vous pensez être

On nous apprend généralement qu'il n'y a que peu de rapports entre nos pensées et notre aspect physique. Que ce soit le cas ou non, il est certainement préférable d'avoir une opinion positive de soi-même. Personnellement je pense, et je ne suis pas le seul, que nous pouvons grâce à nos pensées aider notre corps à atteindre la santé. J'affirme que l'esprit peut contribuer à modifier l'aspect physique du corps. Si vous pensez vraiment pouvoir faire quelque chose, **vous y arriverez !**

Chaque cellule de notre corps est vibrante de vie et possède sa propre intelligence. Chaque cellule est comme un soldat au sein d'une armée, elle attend ses instructions. Nous envoyons constamment des messages ou des ordres à nos cellules, et ces ordres sont exécutés avec diligence. Je veux dire que nous pouvons consciemment pousser nos cellules à faire ce que nous désirons qu'elles fassent. Le corps est prêt à faire tout ce que l'esprit souhaite. Nous pouvons littéralement modifier notre corps en modifiant notre façon de le considérer.

Par exemple si, en vous regardant dans un miroir, vous vous lamentez parce que vous êtes trop gros, votre cerveau envoie à votre corps des messages qui l'affectent précisément dans ce sens. Le fait de vous répéter inlassablement que vous êtes trop gros ne sert qu'à vous maintenir dans cet état. Mais vous pouvez tout changer, car vos cellules obéissent automatiquement au *dernier* ordre que vous leur avez donné. Par conséquent, même si vous avez eu de vous-même une opinion négative pendant des années, vous pouvez *dès maintenant* commencer à inverser cette tendance. Si vous vous dites que votre ventre manque de fermeté, contrez immédiatement cette idée par une autre, plus positive : dites-vous que vous maigrissez au niveau de la taille, ou encore que vos jambes s'affinent, ou que vous perdez du poids ! Votre corps reflétera ces idées positives, qui prendront le dessus sur les opinions négatives. En fait, vous donnerez à votre corps la *permission* de maigrir !

En améliorant votre alimentation, en faisant quotidiennement de l'exercice pour fournir du sang frais et oxygéné à vos cellules, et en émettant des idées positives, vous obtiendrez une combinaison gagnante imbattable.

13

Les questions les plus fréquemment posées

Question. *Où se situent le café et le thé dans ce programme alimentaire ?*

Réponse. Le café et le thé sont entrés dans nos mœurs, et la plupart des gens boivent au moins un café par jour. Certains vont jusqu'à boire six tasses ou même davantage quotidiennement sans se rendre compte qu'ils absorbent ainsi une véritable drogue, la caféine. Oui, je dis bien une drogue. L'interruption de sa consommation entraîne des symptômes de manque, et elle crée une dépendance psychologique et physique. Cette description est donc bien celle d'une drogue. La caféine est un stimulant du système nerveux central, comparable à la cocaïne, et elle est liée à un grand nombre de troubles, parmi lesquels l'accélération du rythme cardiaque, la modification du diamètre des vaisseaux sanguins, l'irrégularité de la circulation coronaire, l'augmentation de la tension artérielle, les malformations de naissance, le diabète, les problèmes rénaux, les ulcères à l'estomac, le cancer du pancréas, les bourdonnements dans les oreilles, les spasmes musculaires, la nervosité, les insomnies, et les irritations gastro-intestinales. Elle modifie également le taux de sucre dans le sang, en obligeant le pancréas à sécréter de l'insuline. Il faut vingt-quatre heures à *une seule* tasse de café pour traverser les reins et le conduit urinaire. La consommation de plus d'une tasse de café ou de thé par jour impose une fatigue considérable à ces organes.

Vous vous demandez peut-être si le café ou le thé décaféinés sont meilleurs. Je vous répondrai que le processus de décaféination nécessite généralement l'emploi d'un solvant très caustique qui pénètre dans le grain de café que vous consommez. Et avec ou sans caféine, le café forme toujours de l'acide, et c'est là son principal problème.

Le café consommé avec des aliments oblige les aliments à quitter l'estomac prématurément et ralentit l'action des intestins. Des aliments non digérés dans des intestins qui fonctionnent au ralenti provoquent immanquablement la constipation. L'effet caustique du café explique que les intestins rejettent très rapidement les aliments chez certaines personnes. Mais le café lui-même met, je l'ai dit, vingt-quatre heures à traverser les reins.

Nous avons déjà souligné les problèmes que posent les aliments acides. Il y a dans le corps humain un équilibre du pH, qui reflète son degré d'acidité ou d'alcalinité. Le niveau de pH peut évoluer entre zéro et quatorze, zéro représentant l'acidité totale, quatorze l'alcalinité totale, et sept la moyenne neutre. Le sang est légèrement alcalin, et son pH se situe entre 7,35 et 7,40. La marge entre 7,35 et 7,40 est faible ; il suffit de très peu de chose pour déséquilibrer complètement le sang. Or, le café et le thé sont des acides que vous introduisez dans votre organisme. Et plus le sang contient d'acides, plus le corps retient l'eau pour tenter de les neutraliser. Cela vous fait prendre du poids.

Je ne cherche pas à vous effrayer au sujet du café et du thé, mais plutôt à vous aider à mieux comprendre leurs effets sur votre santé et les inconvénients qu'ils présentent en ce qui concerne l'amaigrissement.

Certaines personnes ne pourront pas cesser brusquement de consommer ces boissons ; il faut souvent se « sevrer » progressivement. Renoncer à la tasse de café que l'on prend chaque matin depuis des années est difficile *. Cela n'a rien de grave. Une tasse de café par jour ne risque pas de démolir l'efficacité de ce programme. Naturellement, il est préférable de vous passer de café et de thé, mais si vous pouvez seulement réduire votre consommation, c'est déjà très bien. Plus vous vous sentirez en forme, plus vous aurez envie de vous sentir mieux encore, et vous ferez de vous-même le nécessaire pour vous procurer ce sentiment de bien-être à mesure que vous progresserez. Au fait, si vous avez envie de temps à autre d'une boisson chaude autre que le café et le thé, vous pouvez essayer les infusions. Il en existe de très agréables au goût.

---

* Si vous avez seulement envie d'une boisson *chaude* le matin, essayez l'eau chaude et le jus de citron. C'est une boisson excellente, et le citron, contrairement à d'autres fruits, ne contient pas de sucre et ne fermente pas dans l'eau chaude.

Q. *Et les sodas ?*

R. Les sodas et les boissons sucrées sont aujourd'hui consommés en quantités considérables. Ces boissons présentent des risques, en particulier pour les dents. Le docteur Clive McKay de l'université Cornell a démontré que les boissons sucrées pouvaient complètement ronger l'émail des dents en deux jours. Le coupable dans ce cas est un ingrédient appelé acide phosphorique. Ces boissons contiennent également, entre autres ingrédients toxiques, de l'acide malique et de l'acide carbonique. Ceux-ci, lorsqu'ils se trouvent à l'état naturel dans les fruits et les légumes, deviennent alcalins dans l'organisme. Ceux que l'on trouve dans les boissons gazeuses restent acides car ils ont été généralement traités par la chaleur. Notre pH peut en être complètement perturbé. On trouve également dans ces boissons du sucre raffiné, à raison d'environ huit cuillerées à café par vingt-deux centilitres. La seule différence entre les sodas « diététiques » réside dans l'utilisation de produits de substitution du sucre, produits dont nous connaissons les dangers ! Par ailleurs, la plupart des sodas contiennent notre vieil ennemi, la caféine. Certains des additifs employés sont des dérivés de goudron. Lorsque vous consommez des boissons sucrées avec de la nourriture, il se produit une fermentation au lieu de la digestion normale. Même s'ils vous paraissent avoir un goût agréable, les sodas ne présentent aucun intérêt pour votre santé.

Il est criminel de donner de telles boissons à nos enfants. La caféine qu'elles contiennent devrait suffire à nous en dissuader. La plupart des parents interdisent à leurs enfants de boire du café, mais autorisent les boissons sucrées caféinées !

Si vous pouvez réduire votre consommation de ces produits pleins de calories, d'acides et de substances chimiques nocives, faites-le sans hésiter. Il existe sur le marché un grand nombre d'eaux minérales qui, même si elles ne sont pas idéales (en raison de leur teneur en sel et en minéraux inorganiques) sont nettement préférables aux boissons sucrées.

Q. *Est-il vraiment mauvais de manger un peu de chocolat de temps à autre ?*

R. Il n'est jamais vraiment mauvais de manger « un petit morceau » de quoi que ce soit de temps à autre. Il y a cependant dans le chocolat quelques ingrédients qui ne sont pas excellents pour la santé. Le premier, et cela doit commencer à ressembler à une rengaine, est une substance voisine de la caféine, appelée théobromine. Il y a dans le chocolat un autre ingrédient peu favorable à l'amaigris ?-ment : du sucre blanc raffiné. Au cours du traitement du sucre, tous les nutriments utiles qu'il pouvait contenir à l'état naturel sont éliminés. Toutes les fibres, les vitamines et les minéraux disparaissent, ne laissant qu'un produit toxique. Si le sucre fait grossir, c'est qu'il ne fournit que des calories de mauvaise qualité, et des hydrates de carbone qui sont transformés en graisses. Lorsque vous consommez des aliments riches en sucre, votre organisme a besoin d'autres produits pour se procurer les substances qui le font vivre. Vous mangez alors davantage et votre poids augmente. Pour éliminer ces envies de sucreries si néfastes, consommez *correctement* des fruits. Le sucre présent dans les fruits est intact et donne à l'organisme les nutriments dont il a besoin. Par ailleurs, les fruits vous apportent des fibres, par conséquent ils vous rassasient. Le sucre blanc, lui, ne contient pas de fibres, et même après en avoir consommé une certaine quantité, vous pouvez ressentir une impression de faim. Le sucre raffiné sous toutes ses formes — dans les aliments, les sucreries ou les boissons — fermente dans l'organisme.

Il est difficile de montrer les conséquences d'un type d'aliments précis sur l'ensemble d'un programme d'alimentation. Si on considère ces aliments en les isolant, ils peuvent paraître moins néfastes qu'ils ne le sont en réalité. Mais associés à d'autres influences négatives, ils contribuent à la détérioration de notre santé. Imaginez une grande baie vitrée. Si vous jetiez un petit caillou dans les vitres, elles ne se casseraient pas. Mais si vous jetiez cent mille petits cailloux, les vitres se briseraient. Chaque influence négative sur votre organisme ressemble à un petit caillou, et ensemble, ces substances entraîneront la rupture de votre santé. Moins vous lancez de cailloux contre les vitres, plus elles ont de chances de rester intactes. Moins votre organisme subit d'influences négatives, qu'il s'agisse de café, de thé, de soda, d'alcool ou de sucreries, plus vos chances de perdre du poids diminuent.

Q. *On dit qu'un peu de vin avec les repas aide la digestion. Est-ce vrai ?*

R. Le corps humain n'a pas plus besoin d'aide pour digérer ses aliments qu'il n'a besoin d'aide pour respirer. La digestion se produit tout simplement lorsqu'il y a des aliments dans l'estomac. En fait, le vin aurait plutôt tendance à *retarder* la digestion. De même que vos réflexes moteurs sont ralentis lorsque vous avez bu de l'alcool, la digestion est elle aussi perturbée.

Le vin est fermenté, ce qui nuit à tous les aliments avec lesquels il entre en contact. L'alcool sous toutes ses formes fatigue considérablement les reins et le foie. Si vous appréciez le vin, essayez de le boire en dehors des repas. Il vous « décontractera » plus rapidement, et ne gênera pas votre digestion.

Q. *Il semble qu'en suivant ce type de régime, je n'aurai pas besoin de prendre des suppléments de vitamines et de minéraux. Est-ce exact ?*

R. Absolument ! Or de nombreux spécialistes de la nutrition expriment de graves inquiétudes quant aux dangers que représentent les suppléments de vitamines et de minéraux. Le docteur Winick, directeur de l'Institut de la nutrition de l'université de Columbia, en Caroline du Sud, affirme que certaines vitamines, autrefois considérées comme inoffensives, provoquent en fait des troubles divers, notamment des problèmes nerveux, de légères douleurs intestinales, mais aussi des dommages irréparables au foie.

On a beaucoup exagéré notre besoin réel de vitamines et de minéraux. La quantité de vitamines nécessaire au corps humain pour fonctionner pendant une année entière ne remplirait même pas un dé à coudre. Vous trouverez des quantités largement suffisantes de vitamines et de minéraux dans les fruits et les légumes. Les besoins du corps dans ce domaine sont si minimes que même si vous ne consommez que de petites quantités de fruits et de légumes *frais*, ils seront satisfaits. Ce programme est établi de manière à vous apporter les quantités de vitamines nécessaires, sous leur forme la plus pure et la plus facile à assimiler. *Rien* ne peut avoir la même qualité que ce que vous trouverez dans les fruits et les légumes.

Les suppléments alimentaires artificiels ne correspondent pas aux besoins réels de l'organisme. Rendus inefficaces par les procédés de traitement et d'extraction qu'ils subissent, ces suppléments deviennent toxiques dans l'organisme. Le corps assimile bien mieux les éléments nutritifs qui sont mêlés aux autres constituants des aliments. Les vitamines, extraites et isolées, perdent leur valeur. Quant aux vitamines de synthèse, elles n'apportent pratiquement rien. Il existe maintenant des techniques qui permettent de créer un grain de blé en laboratoire. Chaque substance chimique est reproduite précisément et on obtient un grain de blé. Mais si on le plante dans la terre, il ne pousse pas. Pourtant, des grains de blé retrouvés dans des tombes vieilles de quatre mille ans germent quand on les plante ! Il manque au blé de synthèse un ingrédient essentiel : la force vitale ! Cet ingrédient est également absent dans les vitamines et les minéraux synthétiques. Non seulement ces produits sont inutiles, mais l'organisme les traite comme des déchets toxiques. Notre objectif doit toujours être d'*éliminer* les déchets toxiques, et non d'en produire de nouveaux.

Il y a également dans notre corps ce que l'on appelle la loi du minimum. Autrement dit, lorsque les besoins d'une vitamine ou d'un minéral sont satisfaits, le surplus est éliminé comme un excédent. Si vous aviez un petit verre et une carafe pleine de jus de fruit, vous ne pourriez remplir votre verre que jusqu'à ras bords. Si vous continuez à verser, le jus de fruit débordera et sera perdu. Quand on donne à l'organisme plus de vitamines et de minéraux qu'il n'en a besoin, l'excédent est traité comme des déchets toxiques et vous prive d'une énergie précieuse tandis que votre corps tente de s'en débarrasser et cela fatigue considérablement votre foie et vos reins. Le programme d'alimentation que je vous conseille comporte largement assez de vitamines et de minéraux. La santé est un bien qui se gagne. Elle s'acquiert par un mode de vie sain. On ne l'achète pas en flacons. Par conséquent, économisez votre énergie... et votre argent.

Q. *Le sel de table est-il vraiment dangereux ?*

R. Nous consommons chaque année des tonnes de sel. Il se trouve partout, dans les aliments pour chiens comme dans les aliments pour bébés. Le sel est l'un des principaux responsables du problème croissant que constitue l'hypertension artérielle dans les pays occidentaux. Il est si caustique pour les tissus internes très sensibles de notre corps qu'il entraîne une rétention d'eau dont le but est de contrer ses effets acides. Cela provoque un gain de poids. L'utilisation excessive du sel peut contribuer à l'apparition d'une maladie rénale appelée néphrite.

Quand on pense que beaucoup de personnes consomment du café, du thé, du soda, de l'alcool, des suppléments alimentaires et du sel chaque jour, et que tous ces poisons doivent être éliminés par les reins, il n'est pas surprenant que l'on compte tant de maladies dues à des déficiences rénales. Il faut faire tout notre possible pour épargner nos pauvres reins. Il est préférable de n'utiliser le sel que modérément, voire pas du tout. Le docteur Walker préconise le gros sel de mer, qui est moins traité que le sel fin. Vous pouvez le moudre dans une salière. Il existe par ailleurs des produits sans sodium et des assaisonnements sans sel qui peuvent vous aider à réduire votre consommation de sel.

Q. *Comment se fait-il que tant de personnes aujourd'hui souffrent d'hypoglycémie ou pensent en souffrir ? Le fait de consommer des fruits ne risque-t-il pas d'aggraver l'hypoglycémie ?*
R. Il y a deux explications à ce développement de l'hypoglycémie et aux craintes qu'elle inspire. Tout d'abord, les symptômes de l'hypoglycémie sont si variés qu'il serait surprenant que l'on ne présente pas au moins l'un d'eux. La liste des *soixante-deux* symptômes de l'hypoglycémie comprend les bouleversements affectifs, la mauvaise humeur, les éternuements fréquents, la fatigue, l'épuisement, la confusion mentale, les angoisses, l'irritabilité et l'incapacité de prendre des décisions rapides. On peut même y ajouter les gaz, l'indigestion, les flatulences, et les *impressions de fatigue après les repas* ! Il n'existe sans doute pas trois personnes en France qui n'aient jamais connu au moins l'un de ces symptômes, ce qui ne signifie pas fatalement qu'il existe un taux de sucre insuffisant dans le sang. Seules les analyses permettront de savoir s'il s'agit d'hypoglycémie. Mais c'est un mal qui incontestablement se répand. Notre alimentation en est responsable. Quand nous consommons des aliments qui produisent des acides dans notre organisme, cela peut provoquer une baisse du taux de sucre dans le sang. Aussi étonnant que cela paraisse, les fruits sont les aliments qui vous permettront de vaincre de la manière la plus efficace et la plus rapide le problème de l'hypoglycémie. Je ne dis pas qu'ils feront disparaître les symptômes ; je dis qu'ils *élimineront la cause* du problème, de sorte que les symptômes n'apparaîtront jamais. En présence de l'hypoglycémie, beaucoup de médecins conseillent de consommer des aliments protéinés tels que la viande et les œufs. Cela atténue les symptômes, mais le problème n'est pas résolu pour

autant et un tel régime entraîne à manger trop et trop souvent. Il existe une démarche bien plus rationnelle qui peut
éliminer à la fois les repas trop fréquents et l'hypoglycémie.

A quoi correspond exactement la baisse du taux de
sucre dans le sang ? Nous avons souligné précédemment
que le premier critère de choix des aliments doit toujours
être l'énergie qu'ils nous apportent, et que 90 pour 100 environ de nos aliments doivent nous fournir le glucose nécessaire à la vie. Le cerveau n'utilise qu'une forme d'énergie :
le sucre, sous forme de glucose. Il n'utilise ni les graisses,
ni les protéines, ni quoi que ce soit d'autre que le glucose,
qui est prélevé dans le sang. S'il n'y a pas dans le sang
une quantité de sucre suffisante pour satisfaire les besoins
du cerveau, une alarme se déclenche. Cette alarme se manifeste par les symptômes de l'hypoglycémie. Par conséquent,
le problème est dû à une insuffisance de sucre dans le
sang. Pour corriger cette situation, il suffit de prendre du
sucre. Mais pas n'importe quel sucre ! Seulement celui qui
lui convient. Tous les sucres *raffinés* ne peuvent qu'aggraver la situation. Le sucre qui remplira cette mission est celui
qui se trouve dans les fruits frais, le fructose. Dans le
corps, il se transforme très rapidement en glucose. Mais il
ne faut surtout pas oublier que les fruits doivent être
consommés *correctement*, autrement dit *à jeun*. Le sucre à
son état organique naturel traverse l'estomac très rapidement et pénètre dans le sang en moins d'une heure.

Si vous suivez le programme exposé dans la deuxième
partie de cet ouvrage, vous consommerez les fruits correctement, et cela vous permettra d'éliminer *les causes* de
l'hypoglycémie. Pour beaucoup de personnes qui souffrent
d'hypoglycémie depuis des années, cette explication doit
paraître trop simpliste. Mais nous connaissons beaucoup
de gens atteints d'hypoglycémie depuis très longtemps, et
qui ont réussi à éliminer leur problème grâce à mon programme.

Q. *Une femme peut-elle suivre ce programme pendant sa
grossesse ?*

R. Oui, *mais* la préparation d'un enfant sain devrait
commencer *avant* la conception, au moins six mois plus tôt
si possible. Toutefois, il n'est jamais trop tard pendant la
grossesse pour *améliorer progressivement* votre alimentation.
Les changements positifs qui interviendront ne pourront être

que bénéfiques pour la mère et pour le bébé et ils faciliteront l'accouchement.

Le programme permet de satisfaire tous les besoins de la mère et de l'enfant pendant la grossesse. En raison de l'importance des fruits dans ce programme, le besoin essentiel — celui d'énergie abondante sous forme de glucose — est comblé. Par ailleurs, beaucoup d'ingrédients présents dans les salades apportent également du glucose, ainsi que les vitamines et les minéraux nécessaires au bon développement de l'enfant. En fait, le régime le plus favorable pendant la grossesse (comme à tout autre moment) se compose essentiellement de fruits et de légumes crus, ainsi que de graines et de fruits secs. Ces éléments fournissent toute l'énergie, les amino-acides, les minéraux, les acides gras et les vitamines dont nous avons besoin pour nous maintenir en pleine santé. Ce programme satisfait largement ces exigences. La bonne association des aliments permet l'assimilation d'un maximum de nutriments à chaque repas pour une quantité de déchets minime. Une bonne alimentation vous assurera une grossesse heureuse et énergique.

On conseille souvent aux femmes enceintes de boire beaucoup de lait pasteurisé afin de disposer de quantités suffisantes de calcium pour permettre la formation des dents et des os de leur bébé. A la vérité, la plupart des adultes ne possèdent pas les deux enzymes, la lactase et la rénine, qui sont nécessaires pour extraire le calcium du lait, qui est lié à une protéine *indigeste,* la caséine. Par ailleurs, la pasteurisation du lait, c'est-à-dire son traitement par la chaleur, rend le calcium inutilisable. Pour s'assurer des quantités suffisantes de calcium *utilisable,* les femmes enceintes doivent se souvenir que l'on en trouve beaucoup dans les fruits frais, les haricots, le chou-fleur, le chou, la salade et les autres légumes verts, les arachides et les graines (en particulier les amandes et les graines de sésame), les asperges et les figues (voir le lait d'amandes fraîches, p. 180). Le jus d'oranges *fraîches* aide le corps à conserver le calcium. Le soleil est également favorable au métabolisme du calcium. Le fœtus emmagasine une réserve de calcium dans ses tissus, et il utilisera cette réserve lors des derniers stades de la grossesse ; par conséquent il est important que la femme enceinte se procure et conserve des quantités suffisantes de calcium pour elle-même et son enfant au cours des *premiers mois* de sa grossesse.

On conseille également aux femmes enceintes de boire

du lait pour produire elles-mêmes des quantités de lait suffisantes pour leur bébé. C'est absolument ridicule. Les vaches enrichissent-elles leur propre lait en se nourrissant du lait d'une autre espèce ? Bien sûr que non ! Elles mangent beaucoup de graines et d'herbe. L'être humain, comme tous les autres mammifères, produit *naturellement* du lait pour sa progéniture. La consommation de fruits et de légumes frais rend le lait maternel encore plus riche et plus abondant.

N'oubliez pas que le plus important n'est pas la *quantité* de calcium qui se trouve dans vos aliments, mais plutôt la quantité de ce calcium *utilisable* par l'organisme. L'absorption de suppléments de calcium pendant la grossesse ne fournit par de calcium *utilisable,* et entraîne souvent la formation de dépôts de calcium dangereux dans le placenta.

Nous sommes absolument opposés à la consommation de vitamines et de minéraux de sources non naturelles, *naturel* signifiant dans ce cas ce que l'on trouve dans les vergers et les jardins, et non en pharmacie. Selon l'Hygiène Naturelle, qui est le principe de base de cet ouvrage, tous les suppléments de vitamines et de minéraux sont traités et donc considérés comme des déchets toxiques par l'organisme.

Les carences en calcium ne sont pas seulement dues à une consommation insuffisante de calcium, mais aussi à une consommation excessive d'aliments mal associés, qui troublent considérablement la digestion et l'assimilation des nutriments. Ce n'est pas parce que vous êtes enceinte que tous les excès alimentaires vous sont permis ! Un gain de plus de dix à douze kilos peut signifier que le bébé est trop gros et cela posera des problèmes au moment de l'accouchement. Les femmes enceintes ont tendance à trop manger lorsque leur alimentation est faite de produits traités et dénaturés. Elles mangent trop pour répondre aux besoins de leur organisme, qui leur fait comprendre qu'il ne dispose pas de quantités suffisantes de nutriments. LE REGIME PLUS met l'accent sur les aliments les plus nourrissants pour la mère et l'enfant, qui vous aideront à maintenir votre poids à un niveau raisonnable.

Il faut souligner qu'au cours de la grossesse plus qu'à d'autres moments, certains aliments sont dangereux. Ce programme vous aidera à en éliminer progressivement un grand nombre. Le placenta, qui est chargé de filtrer les substances nocives ingérées par la mère et de protéger le fœtus de ces poisons, est *inefficace* lorsqu'il s'agit de filtrer les médicaments, l'alcool, le tabac, la caféine, le sel, le vinaigre, les produits chimiques et les agents conservateurs présents dans les aliments traités. Ce programme vous permettra d'éliminer automatiquement ces substances dangereuses. Aucune d'elles ne figure dans les menus conseillés, à l'exception du sel, qui est toujours suivi de la mention « facultatif ». Quant aux autres substances plus toxiques, soyons francs pour le bien de vos futurs enfants. Il n'existe pas de médicaments « inoffensifs » que vous puissiez prendre pendant votre grossesse. Tous les médicaments, de l'aspirine aux analgésiques et aux tranquillisants, entraînent des risques pour votre bébé. Toutes les drogues sont dangereuses. Quant à l'alcool, sa consommation pendant la grossesse peut provoquer chez l'enfant un syndrome qui se manifeste par une malformation de la tête généralement accompagnée d'un retard mental. La caféine, présente dans le café, le thé, les sodas, le chocolat et de nombreux médicaments, est également liée à des malformations de l'enfant à la naissance. Le tabac provoque une privation d'oxygène pour le fœtus, qui risque d'entraîner une naissance prématurée, un poids insuffisant du bébé et un retard mental.

La grossesse est une période particulière qui nécessite plus que jamais une conscience aiguë des besoins de l'organisme. Si vous suivez ce programme, vous apporterez à votre corps la bonne alimentation, le soleil et l'air pur dont il a besoin pour être en pleine santé pendant votre grossesse. Le repos et la pratique régulière de l'exercice sont également des éléments importants.

Certaines personnes peuvent avoir des besoins particuliers. Toute modification de l'alimentation au cours de la grossesse doit se faire progressivement et sous la surveillance de votre sage-femme, de votre obstétricien ou de votre médecin.

———

Ainsi s'achève la première partie de cet ouvrage, dont l'objectif était de vous aider à bien comprendre quels changements de mode de vie sont nécessaires pour résoudre une fois pour toutes vos problèmes de poids. Dans la deuxième partie, mon épouse Marilyn va vous en dire davantage sur la manière de procéder à ces modifications pour que votre nouveau style de vie soit agréable. Grâce à ses connaissances en matière d'alimentation et son expérience de professeur de cuisine, et parce qu'elle comprend parfaitement les principes de l'Hygiène Naturelle, elle a établi un programme de quatre semaines qui vous apprendra à préparer des repas variés, délicieux, bien associés et fondés sur les aliments à haute teneur en eau. Ce programme a pour objectif de vous permettre de perdre rapidement vos kilos superflus tout en commençant la désintoxication si importante de votre organisme.

Un mode de vie efficace, fondé sur **l'amaigrissement et le regain de votre dynamisme,** se trouve maintenant à votre portée. Tournez une nouvelle page de votre vie en tournant la page suivante de ce livre...

DEUXIÈME PARTIE

LE PROGRAMME
par Marilyn Diamond

Introduction

La première fois que je suis allée consulter Harvey Diamond en 1975 (il est depuis devenu mon mari), je traversais la crise de santé la plus importante de ma vie. J'étais très découragée. La médecine faisait partie de mon existence depuis toujours * et j'avais suivi de nombreux traitements médicaux, mais aussi loin que pouvaient remonter mes souvenirs, je ne croyais pas m'être jamais sentie *bien*. Le poids n'était pas mon problème *le plus grave* à cette époque, mais je ne dis pas pour autant qu'il ne me préoccupait pas. Je dois avouer cependant que, depuis mon adolescence, je n'avais jamais apprécié ma silhouette.

Mon vrai problème, même si je l'ignorais alors, était un manque total d'énergie. Je me sentais très mal, et j'avais beaucoup de difficulté à faire face à ma vie. Mes symptômes n'avaient rien d'exceptionnel : douleurs gastriques, éruptions de boutons gênantes, dépression, changements d'humeur très brusques et explosions de colère. Ce qui m'inquiétait, c'était qu'ils s'aggravaient de plus en plus. Après avoir été très motivée lors de mes études universitaires, ce qui m'avait valu de décrocher mes diplômes avec mention, à trente et un ans, alors que j'avais deux jeunes enfants, je passais la plus grande partie de mon temps déprimée et au bord des larmes. Aucun des médicaments, des traitements que j'avais suivis

---

* Pendant mon enfance, mon père était biochimiste aux Instituts nationaux de la santé à Bethesda, dans le Maryland. Il fut ensuite directeur des départements de microbiologie et de biologie moléculaire à l'université de New York et à l'école de médecine Albert-Einstein. Il est actuellement doyen de l'école de médecine de l'université Cornell.

Les professions médicales et scientifiques représentent un mode de vie particulier que j'ai bien connu avec mon père. Je travaillais dans son laboratoire pendant mes vacances d'été, et j'ai étudié la biologie et la chimie à l'université.

depuis des années n'améliorait la situation. Pendant tout ce temps où j'avais été soignée pour des troubles de l'estomac et du tube digestif, où j'avais pris des tranquillisants pour lutter contre ma tension nerveuse, où on m'avait fait des piqûres contre la douleur, et où des « spécialistes » m'avaient exposé leurs théories au sujet de mon « malaise » physique, mental et affectif, personne ne m'avait jamais demandé ce que je mangeais ! Harvey, lui, *l'a fait* !

L'Hygiène Naturelle, que Harvey enseignait, m'a apporté sur ma santé des réponses que je n'espérais plus. Qu'ai-je appris ? Tout ce dont j'avais besoin pour me sentir mieux ! J'ai appris que mes douleurs et mon manque d'énergie venaient de ce que pendant toute ma vie, j'avais épuisé mon organisme en lui fournissant *de mauvais aliments* ! En raison de l'impopularité de l'allaitement pendant de nombreuses décennies, j'avais fait partie de ces millions de bébés qui n'avaient *jamais* bu de lait maternel, le seul aliment naturel spécifiquement destiné aux petits de l'espèce humaine. Dans son ouvrage intitulé *Comment élever votre enfant en bonne santé malgré votre médecin,* le docteur Robert S. Mendelsohn écrit : « L'allaitement établit les fondations d'une croissance physique et affective saine. [...] *Le lait de la mère, c'est prouvé depuis des millions d'années, est le meilleur aliment pour les bébés car c'est l'aliment parfait de la nature.* »

Comment notre société a-t-elle pu arriver à un stade d'ignorance telle que nous ne sommes même plus conscients du bien que peut faire l'allaitement sur la croissance de nos enfants et leur santé future ? Des millions d'enfants ont été et continuent d'être élevés à la bouillie et au lait de vache, qui sont surchargés de protéines et qui, selon des spécialistes, contiennent une forme de calcium moins assimilable que celui que l'on trouve dans le lait de femme. Dans mon cas, cela a produit la formation d'acides dans mon jeune corps, ainsi que des crises d'urticaire très pénibles, des problèmes articulatoires et un affaiblissement du système nerveux. Comme cela arrive souvent dans les pays occidentaux, on me fit manger de la viande à un très jeune âge. J'étais incapable de la digérer, et cela provoqua des troubles digestifs fréquents et douloureux. J'avais un passé de gourmet (ma mère était une maîtresse de maison accomplie et une excellente cuisinière), et j'avais beaucoup voyagé, dès ma plus tendre enfance. J'avais donc connu la cuisine internationale très tôt. A l'université, j'avais eu l'occasion de travailler avec un cuisinier français, Armand Ducellier. Tout cela faisait partie de mon identité et de mon mode de vie, et au début, j'ai eu du mal à accepter que ce soit là l'origine de mes problèmes de santé. Mais j'ai enfin compris que les aliments que j'avais toujours consommés avaient créé des perturbations considérables dans mon organisme, et ne me laissaient plus assez d'énergie pour faire face à mon existence.

Lorsque j'ai mis en pratique les principes de Harvey, *j'ai perdu dix kilos ! En six semaines seulement, et pour la première fois de ma vie d'adulte, je me suis sentie fière de ma silhouette et bien dans ma peau.* Le plus important pour moi cependant, c'était le changement psychologique que je ressentais. Le nuage de dépression qui assombrisait ma vie depuis des années commençait à s'éloigner. J'ai commencé à connaître des *journées entières* de tranquillité. Seules les personnes qui ont connu l'épuisement de la dépression mentale et physique peuvent comprendre à quel point cette sensation est merveilleuse. J'avais l'impression de revenir dans le monde des vivants !

Une chose m'apparut évidente immédiatement : je devais renoncer à mes habitudes culinaires si je voulais me sentir bien toute ma vie. Cela m'a frappée pendant la phase de désintoxication *, car mes papilles gustatives éprouvaient parfois l'envie des aliments nocifs auxquels je les avais accoutumées, et dès que je cédais à ces envies, je me sentais à nouveau mal à l'aise. J'ai alors commencé à me demander comment les gens procéderaient lorsqu'ils s'apercevraient, comme moi, de l'importance d'un amaigrissement *sain.* Comment feraient-ils la transition entre leurs anciennes habitudes alimentaires et le nouveau mode de vie ? Ce dont j'avais besoin, et ce dont tout le monde aurait besoin, était une nouvelle démarche en direction d'une alimentation délicieuse, mais saine, qui satisferait le palais, qui comblerait les besoins physiologiques, et qui favoriserait la désintoxication. En utilisant mon énergie créatrice (qui s'est toujours bien exprimée dans la cuisine), et en m'inspirant de mon passé culinaire, j'ai entrepris la mise au point d'une cuisine *riche en énergie* qui devait satisfaire mon désir de variété et de goûts, tout en poursuivant ma désintoxication, et qui me permettrait de me sentir plus en forme et plus dyna-

---

* N'oubliez pas que l'un des principaux aspects de la désintoxication est la *perte de poids saine* !

mique chaque jour. C'est pourquoi, pour compléter mes études de la haute cuisine française et italienne, je me suis intéressée à l'art culinaire chinois, indien et proche-oriental. J'ai également décroché une maîtrise en sciences de la nutrition à l'université américaine des sciences de la santé.

Harvey avait étudié l'Hygiène Naturelle pendant six ans avant de me rencontrer, et le régime à base de fruits et de légumes lui convenait bien mieux qu'à moi ! Il avait déjà franchi la période de transition où l'on doit renoncer à tous les aliments nocifs et leur substituer d'autres aliments bénéfiques. Il avait vaincu la plupart des envies que je commençais à éprouver. Harvey m'enseigna un grand nombre des menus qu'il avait adoptés lors de sa phase de désintoxication, mais nous avons compris tous les deux que, pour que ce programme convienne à tout le monde, il faudrait concevoir des menus très variés pour rendre ce changement agréable. Je me suis donc imposé le défi de trouver pour chaque repas des plats qui soient à la fois succulents et nutritifs. J'ai dû faire preuve d'une créativité nouvelle avec les légumes. Les repas devenaient une véritable fête. Nous nous amusions beaucoup. C'est ainsi que j'ai établi des recettes que vous apprécierez sûrement et qui seront de véritables bienfaits pour votre corps !

Considérez les quatre prochaines semaines comme une période de transition dans votre vie. Si vous adoptez les menus conseillés, vous consommerez les fruits de manière correcte, vous obtiendrez des quantités suffisantes d'aliments à haute teneur en eau, et vos aliments seront bien associés. Dans notre cabinet, ainsi que dans les ateliers de désintoxication en quatre semaines que nous avons organisés *, nous avons constaté que la solution la plus facile pour adopter un nouveau mode de vie consistait à suivre un programme précis de quatre semaines mettant en pratique ces nouveaux principes. N'oubliez pas que ces menus ne constituent qu'un *échantillon*. Ces plats ne sont pas les seuls qui soient efficaces. LE REGIME PLUS ne vise pas à vous imposer quoi que ce soit. Nous vous donnons simplement ici un *exemple* d'application correcte des principes dans la vie quotidienne. Notre objectif est de vous prouver les possibilités et la liberté qu'offrent ces principes, et non de vous

---

* Dans ces ateliers de quatre semaines, beaucoup de gens perdaient *facilement* de quinze à vingt-cinq livres.

emprisonner dans un régime. C'est pourquoi il n'y a pas de règle stricte dans les menus. Les quantités ne sont pas définies très précisément. Nous vous conseillons de manger de manière à satisfaire vos besoins et de décider vous-même de modifier le choix des plats recommandés pour un menu, si vous en avez envie. Lorsque vous aurez terminé le programme, vous saurez comment bien manger, et vous aurez confiance en votre nouveau mode de vie. Si ce n'est pas le cas, répétez le programme jusqu'à ce que vous vous sentiez bien.

Vous possédez maintenant toutes les informations dont vous avez besoin. Il est temps de mettre ce programme en pratique.

1

Le petit déjeuner

Désormais, votre repas matinal ne variera pratiquement jamais. **Jusqu'à midi chaque jour, vous pourrez consommer autant de fruits et de jus de fruits frais que vous en aurez envie.** *Cela permettra à votre organisme, pendant son cycle d'élimination, de se consacrer pleinement à cette tâche de l'élimination, et non à la digestion !* Vous pouvez vous sentir libre de consommer des fruits à volonté, et naturellement, à jeun. Essayez de débuter chaque journée par un jus de fruit frais : orange, pomme, mandarine, melon, ananas. N'oubliez pas qu'il est nettement préférable de préparer ces jus de fruits vous-même, avec une centrifugeuse, ou, à défaut, un simple presse-fruits.

Pendant toute la matinée, consommez des fruits, toujours à volonté. Il peut s'agir d'une orange, ou de quatre oranges ; d'une pomme, ou de deux pêches coupées et parsemées de groseilles ; d'un demi-melon ou de trois tranches de pastèque ; ou encore d'une ou de deux bananes. L'important est de vous rassasier. Peu importe s'il faut pour cela un petit fruit ou une assiette pleine. Selon les paroles de Harvey, « certaines personnes aiment manger des fruits le matin, d'autres préfèrent le jus de fruit, d'autres de l'eau chaude avec du jus de citron. Ce que je peux vous affirmer, c'est que nous ne cherchons pas à vous imposer des lois strictes. Il s'agit au contraire de principes à adapter à votre mode de vie personnel ».

Apprenez à écouter les désirs et les besoins de votre corps. **Ne mangez pas trop et ne vous affamez pas ! Rassasiez votre faim.** Il ne faut pas avaler des kilos de fruits pour compenser la sensation de vide que peut vous procurer l'absence de votre petit déjeuner habituel, ni vous passer de fruits parce que vous n'en avez pas envie. **Vous avez besoin**

de fruits ! Ils vous fournissent l'eau et l'énergie nécessaires à votre désintoxication.

Au cours de la matinée, si vous avez faim et si vous avez envie d'aliments plus lourds, mangez une ou deux bananes. Elles resteront dans votre estomac un peu plus longtemps et vous rassasieront davantage. Vous pouvez consommer plus d'une banane. Veillez à ce qu'elles soient bien mûres. Si elles sont vertes, c'est que les amidons qu'elles contiennent ne se sont pas encore transformés en sucre. Les taches brunes sur la peau de la banane indiquent que les amidons sont transformés en sucre.

Il vaut mieux éviter les dattes et les fruits secs au cours de la période d'amaigrissement. Même si ce sont des sources d'énergie merveilleuses, ces aliments sont si débordants de sucre concentré qu'ils perturberont l'amaigrissement. On a souvent tendance à en consommer trop, c'est pourquoi il est préférable de les éviter complètement jusqu'à ce que vous ayez perdu au moins une partie de vos kilos excédentaires. Finalement, lorsque vous approcherez de votre poids idéal, vous vous apercevrez que les fruits secs comblent parfaitement vos envies de sucreries. Mais au début du programme, leurs effets peuvent être négatifs.

Vous pouvez manger des fruits juteux jusqu'à vingt minutes ou une demi-heure avant votre déjeuner. Si vous consommez une banane, attendez quarante-cinq minutes pour qu'elle traverse l'estomac. Les melons sont les fruits les plus riches en eau. Il est conseillé de les manger *avant* les autres fruits, car ils traversent l'estomac plus rapidement.

Si vous aimez vous asseoir pour prendre votre petit déjeuner chaque matin, essayez la salade de fruits. Si vous avez des enfants, essayez peu à peu de leur faire commencer la journée avec du jus de fruit et de la salade de fruits. S'ils acceptent de se mettre aux fruits le matin, ils auront une énergie nettement supérieure pour leur travail que lorsqu'ils obligeaient leur organisme à dépenser de l'énergie pour assurer la digestion.

Lorsque nous avons commencé à établir ce programme, mes deux enfants allaient à l'école primaire. Il a fallu plus d'un an pour leur faire perdre l'habitude des repas matinaux très lourds. Je ne leur ai jamais imposé quoi que ce soit. En revanche, je me suis toujours assurée que le premier aliment qu'ils consommaient chaque matin était *un fruit*. Ensuite, s'ils n'étaient pas encore rassasiés, je leur proposais une tranche de pain complet grillée et du beurre cru, ou des céréales et du jus de pomme, ou mieux encore, je leur offrais des légumes verts cuits à la vapeur. Ainsi, ils continuaient à manger des aliments riches en eau pendant le cycle si important de l'élimination. Au moins les légumes cuits à la vapeur sont des aliments *réels,* et sains, contrairement à ces paquets multicolores d'aliments surchargés de produits chimiques que les industries tentent d'imposer à nos enfants.

Lorsque mes enfants ont réussi à se contenter de fruits le matin, ils ont compris à quel point les aliments plus lourds qu'ils mangeaient auparavant les fatiguaient dans la matinée. Avec les années, ils ont pris l'habitude de ne demander que des fruits chaque matin. Leur santé s'est beaucoup améliorée, et tandis que les autres enfants souffraient fréquemment de rhumes, ils ne connaissaient pas le moindre problème. J'ai attribué cela au fait que leur cycle d'alimentation pouvait enfin fonctionner régulièrement, sans interruption. Maintenant qu'ils sont adolescents, ils mangent rarement autre chose que des fruits avant midi.

Avec la naissance de notre fils il y a sept ans, Harvey et moi avons pu vérifier l'avantage que représente la consommation exclusive de fruits le matin dès la première année. Le cycle d'élimination de notre fils ayant depuis sa naissance fonctionné sans interruption jusqu'à midi, il n'a jamais souffert des rhumes, des otites et des crises de toux qui perturbent la plupart des enfants et auxquels les parents s'attendent pratiquement maintenant comme à des fatalités de l'enfance. Notre enfant n'a jamais été encombré de déchets de mucus, car son organisme terminait *chaque jour* normalement son cycle d'élimination. Son corps n'a jamais été obligé d'entreposer des déchets toxiques, contrairement à ce qui se produit pour tant d'enfants, dont l'organisme doit du matin au soir résister aux assauts d'une mauvaise alimentation. Notre bébé était d'une nature heureuse et avait bon caractère. Aujourd'hui, à sept ans, il est grand, dynamique et énergique.

Les mères avec lesquelles j'ai travaillé dans mon cabinet et dans nos ateliers ont obtenu les mêmes résultats. Dès que leurs enfants ont pu être « sevrés » des lourds petits déjeuners et se sont habitués à consommer essentiellement des fruits et des légumes le matin, et des aliments purs au lieu de produits surchargés de poisons chimiques, leur santé a commencé à s'améliorer. Deux fillettes qui fréquentaient un établissement scolaire spécialisé pour les enfants ayant des difficultés ont connu une telle progression avec ce programme que leurs instituteurs ont contacté les parents pour demander à quoi étaient dues ces modifications étonnantes.

L'essentiel avec les enfants est de ne jamais les forcer. (C'est également vrai de certains adultes dont le comportement est proche de celui des enfants et que vous aimeriez influencer.) Les obligations provoquent une tension. En ce qui concerne la nourriture, il faut toujours éviter la tension. Même si les aliments sont très bons, lorsqu'ils sont mangés par obligation ou dans un climat de tension, la digestion devient difficile. Au début, proposez simplement à vos enfants une salade de fruits à la place de leur petit déjeuner habituel. Mangez cette salade de fruits avec eux. Proposez-leur des tranches de pain complet grillé plutôt que des céréales traitées chimiquement. Vos enfants mangeront ainsi de *vrais* aliments. La transition se fera peu à peu. Donnez l'exemple en mangeant vous-même des fruits le matin, et les enfants finiront par vous imiter.

Conseils pour le petit déjeuner

1. Entamez la journée par un jus de fruits **frais.** Quantité conseillée : 225 à 300 grammes (8 à 14 onces liquides).

2. Tout au long de la matinée, mangez des fruits si vous avez faim.

3. Consommez *au minimum* deux fois des fruits en trois heures.

4. Votre consommation de fruits doit être limitée par vos besoins. Mangez-en à volonté, ni trop, ni pas assez.

5. Mangez les melons avant les autres fruits.

6. Mangez des bananes quand vous avez particulièrement faim et si vous avez envie d'aliments un peu plus lourds.

2

Les jus de fruits et de légumes frais

Vous remarquerez en avançant dans ce programme que les jus de fruits et de légumes frais jouent un rôle particulièrement important. Je parle bien sûr des jus **frais,** c'est--à-dire de ceux que vous faites vous-même en utilisant une centrifugeuse, ou qui sont faits devant vous.

A notre époque où tout le monde ne parle que suppléments alimentaires, où des millions de personnes consomment régulièrement des pilules au nom de la nutrition, les jus de fruits et de légumes frais représentent bien la meilleure forme de suppléments alimentaires. *Tous les nutriments dont l'organisme a besoin se trouvent en quantités équilibrées dans les fruits et les légumes frais. Et ils ne peuvent être utilisés par l'organisme que s'ils proviennent de l'aliment dans son entier.* Il est donc vrai qu'une alimentation riche en fruits et en légumes frais et en jus de fruits et de légumes frais fournit au corps *tous* les nutriments qui lui sont nécessaires. Les jus sont les meilleurs aliments dont on puisse rêver en dehors des fruits et des légumes entiers, car ce sont des extraits liquides de ces aliments. Ils ne sont pas exagérément concentrés et ils n'ont pas été traités. Il y a très peu de différence entre les fruits et les légumes et leur jus. Ils nous fournissent tous les éléments indispensables à la régénération des cellules, et en ce sens ces aliments favorisent notre longévité.

Les jus de fruits et les légumes étanchent notre soif et nous rassasient, de sorte que nous avons de moins en moins tendance à recourir aux boissons nocives que sont les sodas, le café, le thé, le lait et l'alcool. A l'exception du lait maternel, aucune boisson n'est meilleure pour les enfants que le jus de fruits.

Les jus frais sont les seules boissons qui peuvent vous

aider à perdre du poids et à vous sentir mieux. **Buvez-les à jeun, jamais avec ou immédiatement après d'autres aliments!** Appréciez-les! Ils sont extrêmement bénéfiques. N'oubliez pas de les boire lentement, afin de les mélanger à votre salive. Si vous les buvez trop rapidement, ils risquent de perturber le taux de sucre dans votre sang.

3

L'échelle de l'énergie

DU MATIN

Fruits frais et jus de fruits
Jus de légumes frais et salades
Légumes cuits à la vapeur arachides et graines crues
Graines, pains, pommes de terre légumes secs
Viande, poulet, poisson produits laitiers

AU SOIR

Nous avons conçu l'échelle de l'énergie afin de vous **aider** à être plus productif et plus efficace pendant la **journée** tout en permettant à votre organisme de travailler à l'élimination de ses déchets toxiques. Cette échelle indique **quels** aliments il faut consommer en début de journée et ceux **que** vous pouvez consommer plus tard lorsque votre travail de la journée est terminé et que votre corps peut consacrer l'énergie qu'il lui reste à la digestion. Naturellement, les aliments qui sont les plus proches de « matin » peuvent être consommés à toute heure de la journée, mais ceux qui sont proches de « soir » ne doivent jamais être consommés très tôt, vous devez consacrer votre énergie à d'autres tâches plus importantes. Si votre emploi du temps est différent de la norme, par exemple, si vous travaillez la nuit et dormez le jour, de manière régulière, les cycles de votre organisme s'accoutumeront à ce mode de vie. Les journées au cours desquelles vous consommerez exclusivement des fruits et des légumes, en laissant de côté la viande, les graines, et les laitages seront des journées de grande énergie qui vous permettront de maigrir considérablement ! Les menus de ce programme respectent l'échelle de l'énergie.

4

Votre liste d'achats

Lorsque les gens commencent à modifier leurs habitudes alimentaires, ils sont parfois (agréablement) surpris par la variété d'aliments qu'ils peuvent se permettre de manger. Nous en avons établi une liste. Vous trouverez la plupart de ces produits dans votre supermarché, ou éventuellement dans les magasins diététiques.

C'est à vous de savoir faire votre choix. Je ne saurais trop vous conseiller de *lire les étiquettes* et d'*éviter* soigneusement tous les produits contenant des substances chimiques. *N'oubliez pas que les produits chimiques présents dans votre alimentation ajoutent des toxines dans votre organisme !*

Il ne s'agit pas d'une *liste de produits imposés.* Nous ne voulons pas que vous alliez dépenser votre salaire du mois et passer tout un week-end à trouver tous les aliments cités dans cette liste, pour remplir votre réfrigérateur à ras bords ! Cette liste vous permettra simplement de prendre conscience de la diversité considérable de produits disponibles pour parvenir au changement de mode de vie que nous préconisons. Si vos besoins sont satisfaits par quelques-uns seulement des aliments cités, c'est très bien ! Dans le cas contraire, utilisez cette liste comme un guide des choix qui vous sont offerts.

LES FRUITS COURANTS

Autrefois, beaucoup de fruits n'étaient disponibles qu'en saison. Maintenant, avec les importations, on peut trouver un choix de fruits très variés toute l'année. Par ailleurs, les importations nous font bénéficier des nutriments divers présents dans des sols très différents et issus d'un grand nombre de techniques agricoles.

Si vous vous contentez des pommes, des oranges et des bananes, ne changez pas vos habitudes. En revanche, si vous avez envie de tenter de nouvelles expériences, ces listes vous donneront quelques idées. N'oubliez pas que les fruits ne doivent *jamais être cuits,* car la cuisson transforme leur alcalinité en acidité.

Nous citerons un assez grand nombre de variétés de fruits, mais pas *toutes,* car elles sont pratiquement innombrables. Si vous trouvez une variété de fruits qui ne figure pas dans cette liste, n'hésitez pas à l'essayer. La merveille en ce qui concerne les fruits, c'est qu'**ils sont toujours excellents, quelle que soit leur variété.**

ABRICOTS	— Valence
ANANAS	— Sanguine
BAIES	PAMPLEMOUSSES
— Cassis	— Blanc
— Fraises	— Rosé (généralement
— Framboises	plus doux)
— Groseilles	PECHES
— Mûres	— Brugnon
— Myrtilles	— Nectarine
BANANES	— Pêche abricot
CERISES	— Pêche blanche
— Bigarreau	— Pêche de vigne
— Burlat	POIRES
— Cœur-de-Pigeon	— Beurré-Hardy
— Griotte	— Comice
— Montmorency	— Conférence
— Reverchon	— Louise-Bonne
DATTES	— Passe-Crassane
FIGUES	— Williams
MANDARINES	POMMES
MELONS	— Boskoop
— Cantaloup	— Canada
— Melon brodé	— Cox
— Melon d'eau	— Golden
— Pastèque	— Granny Smith
ORANGES	— Reinette
— Navel du Maroc	— Richard

— Starking	RAISIN
PRUNES	— Alphonse-Lavallée
— Mirabelle	— Chasselas
— Prune d'Agen	— Dattier
— Quetsche	— Muscat
— Reine-Claude	

LES FRUITS EXOTIQUES

Les fruits et les légumes exotiques sont aujourd'hui disponibles dans beaucoup de supermarchés. Ils sont généralement délicieux et vous permettront de varier agréablement vos repas.

Goyave Ce fruit à peau verte et brillante, petit et de forme oblongue, peut se manger coupé en deux, à l'aide d'une petite cuiller. Sa pulpe est verte et violette, très douce. La goyave mûre est légèrement molle.

Grenade Fruit à peau rouge ou rosée, assez dur au toucher, de la taille d'une grosse pomme. L'intérieur est divisé en petites graines rouges contenant chacune un pépin.

Kaki Il existe de nombreuses variétés de ce fruit généralement de couleur orange ou rouge. Sa taille est proche de celle de la pomme ; certaines variétés sont croquantes, tandis que d'autres ne sont mûres que lorsqu'elles sont molles. La peau très fine peut être retirée ou non, selon votre préférence. La pulpe orange et épaisse ne contient pratiquement pas de pépins.

Kiwi Fruit à peau brune et duveteuse ; sa pulpe est savoureuse, de couleur vert clair, et ses petits pépins bruns sont comestibles. Vous pouvez le peler pour le manger entier, ou le couper en tranches, ou encore le couper en deux et le consommer à l'aide d'une petite cuiller. Il est mûr lorsque sa consistance est semblable à celle d'une pêche.

Litchi Petit fruit de la taille d'une noix, recouvert d'une peau dure, brune ou rougeâtre. La pulpe juteuse a une couleur nacrée, et au centre se trouve un gros noyau brun.

Mangue Il existe beaucoup de variétés de mangues, certaines étant très grosses (de la taille d'un pamplemousse) et de couleur rouge, tandis que d'autres sont jaune-vert et de forme oblongue. En épluchant la peau épaisse, vous découvrirez une pulpe de couleur orange sombre. Vous pouvez la couper en tranches ou la consommer entière. Il y a au centre un gros noyau auquel la chair savoureuse et riche adhère.

Papaye Fruit à peau verte ou jaune orangé, de forme ronde ou oblongue. Leur taille est variable selon leur provenance mais toutes les papayes ont une saveur riche et parfumée. La pulpe peut avoir une couleur orange vif ou rouge fraise. La papaye est mûre lorsque sa peau a une teinte jaune orangé et lorsqu'elle s'enfonce sous la pression du doigt.

Les pépins sombres qui se trouvent au centre sont amers et *ne doivent pas* être mangés.

LES FRUITS-LEGUMES

Ils sont généralement considérés comme des légumes, mais sont classés par la botanique dans la catégorie des fruits, car ils contiennent des pépins ou des noyaux. Ils s'associent parfaitement avec les autres fruits, mais ils doivent être consommés crus : c'est le cas par exemple de l'avocat avec la banane, la papaye ou la mangue ; du concombre avec les pêches, les oranges ou les nectarines. Ils s'associent également très bien avec les légumes crus ou cuits et avec les amidons comme le pain, le riz, les pâtes ou les pommes de terre. Dans l'idéal, les fruits-légumes ne devraient *jamais* être cuits, même si nous faisons parfois dans nos recettes des exceptions avec les poivrons. *Il ne faut pas* faire cuire l'avocat, le concombre, et surtout la tomate. En effet, les tomates deviennent *très* acides lorsqu'elles sont cuites, et transmettent cette acidité à tout votre organisme. Mangez les fruits-légumes *crus* lorsque vous avez envie d'aliments juteux, mais moins sucrés que les fruits.

A l'exception de l'avocat, qui reste dans l'estomac une heure au maximum, tous les fruits-légumes peuvent être associés aux autres fruits sans retarder la digestion.

AVOCAT	TOMATES
CONCOMBRE	(Les tomates cuites sont
POIVRONS	très acides, il faut donc les
— Vert, rouge ou jaune	manger crues. Elles sont
— Piment	alors alcalines et très béné-
	fiques.)

LES FRUITS SÉCHÉS

Ils sont extrêmement concentrés et doivent être consommés en petites quantités. Les fruits séchés peuvent figurer avec modération dans vos repas, associés à d'autres fruits moins sucrés. Evitez tous les fruits séchés par processus chimique. Seuls les fruits séchés au soleil sont conseillés.

ANANAS	PECHES
ABRICOTS	POIRES
BANANES	POMMES
FIGUES	PRUNEAUX
MANGUES	RAISINS SECS
PAPAYES	

LES LEGUMES

Achetez-les frais aussi souvent que possible. Si vous n'en trouvez pas, achetez des légumes surgelés.

AIL	GERMES
ARTICHAUT	(graines à faire germer)
ARTICHAUT DE JERUSALEM	— Lentilles
ASPERGE	— Pois
AUBERGINE	— Radis
BETTE	— Salsifis
BETTERAVE	— Sarrasin
BROCOLI	— Tournesol
CAROTTE	HARICOTS A ECOSSER

CELERI EN BRANCHES
CELERI-RAVE
CHAMPIGNONS
— Bolets
— Cèpes
— Champignons de Paris
— Girolles ou chanterelles
— Morilles
— Rosés
— Trompettes-de-la-mort
CHOUX
— Chou blanc ou cabus
— Chou rouge
— Chou vert ou frisé
CHOU-FLEUR
CHOU-RAVE
CHOUX DE BRUXELLES
COURGE
COURGETTE
CRESSON
ECHALOTE
ENDIVE
EPINARD
FENOUIL
(Le bulbe peut être braisé ou ajouté cru à des salades ; la feuille et la graine sont utilisées comme aromates.)

— BF 15
— Bintje
— Roseval
POTIRON
RADIS
RAVE
RUTABAGA
SALADES
— Batavia
— Chicorée
— Frisée
— Laitue
— Mâche
— Romaine
— Scarole
HARICOTS
— Haricots beurre
— Haricots mange-tout
— Haricots verts
MAIS
NAVET
OIGNONS
— Blanc
— Rouge
PANAIS
PISSENLIT
POIREAU
POIS
— Petits pois
— Pois mange-tout
POMMES DE TERRE

LES FRUITS SECS

Les amandes et les noix

Toutes doivent être consommées crues. Elles sont ainsi *très concentrées* sur le plan nutritif et entièrement utilisables par le corps humain. Elles constituent une excellente source de protéines et de calcium, et ne laissent pas de déchets toxiques dans l'organisme, contrairement aux produits laitiers et aux viandes. N'oubliez pas cependant qu'elles sont plus difficiles à décomposer que les fruits et les légumes, et qu'elles sont très concentrées. *Evitez d'en consommer trop, et ne les mangez jamais grillées* (elles apportent alors une acidité considérable à votre système digestif). Crues, ce sont d'excellentes sources d'huile naturelle. ATTENTION : lorsque vous en prenez au cours d'un repas, ne consommez aucun autre aliment concentré.

AMANDES	NOIX DU BRESIL
NOISETTES	NOIX PECAN
NOIX	PIGNONS
NOIX DE CAJOU	
NOIX DE COCO	PISTACHES
(fraîche ou séchée, *jamais* sucrée)	

Les graines

Comme les noix, les graines sont des sources très concentrées de protéines, et il faut les manger crues, jamais grillées, en quantités modérées. N'associez jamais des graines et d'autres aliments concentrés.

CARVI	SESAME
PAVOT	TOURNESOL
POTIRON	

Les beurres et les pâtes

Il est toujours préférable de les consommer crues. En effet, leur cuisson provoque une acidité. Pour une digestion facile, associez ces crèmes aux légumes crus. Battues avec de l'eau, elles constituent d'excellentes sauces. Le beurre de cacahuètes est cependant plus difficile à digérer que d'autres purées de graines.

AMANDE	NOISETTE
CACAHUETE	SESAME

LES CEREALES

BISCUITS
   (toutes les variétés de biscuits complets, sans additifs chimiques, sans sucre, sans fromage, sans conservateurs)
— Au miel
— Aux raisins
— Au riz
BOULGOUR ou PILPIL
COUSCOUS
FARINES
— de froment
— de maïs
— de seigle
GRAINES DE SARRASIN OU KACHA
MILLET
ORGE
PAINS (COMPLETS)
— à l'avoine
— au blé
— au maïs
— au riz
— au seigle
— au son
PATES (COMPLETES)
— au froment
— aux légumes
RIZ
— basmati
— brun
— sauvage

LES LEGUMES SECS

FLAGEOLETS	LENTILLES
HARICOTS BLANCS	POIS CASSES
HARICOTS NAINS	POIS CHICHES

LES PRODUITS LAITIERS

Tous les produits laitiers doivent être *le plus souvent possible* crus (non pasteurisés).

BEURRE (non salé)
CRÈME FOUETTÉE
FROMAGES A PATE BLANCHE
FROMAGES FRAIS
YAOURT NATURE

LA VIANDE ET LE POISSON

Il faut toujours éviter les graisses saturées, c'est pourquoi le porc est la viande *la plus déconseillée,* suivi du bœuf, et du canard. Il faut également se méfier de la charcuterie et des viandes traitées et salées (saucisses, saucisson) de même que des poissons fumés. Achetez autant que possible des volailles élevées naturellement, et des viandes naturelles. (Attention aux parasites : ne mangez pas les viandes ou les poissons crus !) Achetez du poisson frais ou surgelé de préférence au poisson en conserve.

POULET DE GRAIN	FRUITS DE MER
POISSONS	DINDE

LES HUILES

Elles doivent être si possible non raffinées et pressées à froid.

ARACHIDE	SESAME
MAIS	TOURNESOL
OLIVE	

LES ASSAISONNEMENTS

Choisissez des assaisonnements purs, ne contenant pas de sucre, de vinaigre ni de substances chimiques.

ARROW-ROOT
BOUILLONS DE LEGUMES (en cubes de concentrés)
CORNICHONS (sans conservateurs)
MAYONNAISE (sans sucre)
MISO
MOUTARDE (sans sel, 100 pour 100 naturelle)
OLIVES (sans vinaigre ni conservateurs)
SAUCE AU SOJA ET TAMARI (à faible teneur en sodium)
SAUCE AU TOFU
SEL DE MER
SUCCEDANES DE SEL (ne doivent contenir ni glutamate de
    sodium, ni sucres)

LES HERBES

Les herbes citées ci-dessous se trouvent dans la plupart des grandes surfaces, mais certaines marques contenant des additifs chimiques, mieux vaut acheter ces produits dans un magasin d'alimentation diététique.

BASILIC	MENTHE
CELERI (graines)	ORIGAN
CERFEUIL	PERSIL
CIBOULETTE	ROMARIN
ESTRAGON	SARRIETTE
FENOUIL	SAUGE
LAURIER	THYM
MARJOLAINE	

LES EPICES

CANNELLE	MOUTARDE (graines de)
CARDAMOME	NOIX MUSCADE
CORIANDRE	PAPRIKA
CUMIN	PIMENT
CURRY	POIVRE BLANC
GINGEMBRE	POIVRE DE CAYENNE
GIROFLE (clous de)	RAIFORT
MACIS	SAFRAN

LES SUCRES

MIEL CRU (Les producteurs ont le droit de nommer « naturel » le miel qui a été chauffé à 71 degrés. Cependant, au-delà de 55 degrés, le miel devint inutile en raison de sa nature acide.)
SIROP D'ERABLE

LES SUBSTITUTS AU THE OU AU CAFE

Vous pouvez également trouver dans le commerce d'excellents succédanés de thé et de café ; choisissez-les sans caféine, ni substances chimiques. L'étiquette vous renseignera à ce sujet.

5

La salade, plat de résistance

L'une des innovations les plus enthousiasmantes et les plus essentielles de l'amaigrissement et de la conquête de la bonne condition physique est constituée par la présence de la salade comme plat de résistance à chaque repas. Les personnes avec qui nous avons personnellement travaillé n'ont eu aucune peine à acquérir cette nouvelle habitude alimentaire et en ont tiré de très nombreux bienfaits.

La salade est un plat toujours agréable et facile à préparer. Vous pouvez ainsi associer tous les ingrédients de votre repas dans une grande salade bien équilibrée, riche en légumes frais, crus et pleins de vie, qui facilitent l'assimilation et la digestion des autres aliments.

Au fil des années, nous avons mis au point une série de salades différentes et nous imaginons sans cesse de nouvelles recettes : les possibilités sont infinies ! Dans les pages suivantes, vous découvrirez sept salades que nous avons choisies parce qu'elles nous semblent les plus délicieuses.

Au cours des quatre prochaines semaines, vous ferez connaissance au dîner de nouveautés comme la salade de riz méditerranéenne (p. 131), la salade de poulet au curry (p. 142), la salade de petites pommes de terre (p. 154), la salade texane (p. 164), la salade de légumes californienne (p. 171), et la salade cantonaise aux fruits de mer (p. 209). Tant que vous n'aurez pas essayé ces recettes, vous ne connaîtrez pas réellement le plaisir que l'on peut éprouver à déguster des salades.

Par ailleurs, toutes sont très faciles à préparer, et elles donnent des résultats étonnants, du point de vue de l'amaigrissement, de la santé et des plaisirs de la table. Comme si tous ces avantages ne suffisaient pas, les salades sont également des plats peu coûteux. Vous serez étonné par la modicité des sommes que vous dépenserez pour vous nourrir, vous-même, votre famille et vos amis.

Les salades constituent les plats de résistance de nos menus. Elles ont pour but de vous faire perdre du poids et de vous apporter rapidement une sensation de bien-être. Profitez-en et appréciez-les. **N'oubliez pas que vous pouvez toujours remplacer par une salade l'un de nos menus conseillés pour le dîner, et que vous pouvez également substituer une salade à une autre.**

LES SALADES AU RESTAURANT

Dans de nombreux restaurants vous sont proposées des tables de hors-d'œuvre qui vous permettront de composer votre salade. Mais ne cédez pas à la tentation de remplir votre assiette de toutes sortes d'aliments crus et cuits... en oubliant tout simplement les principes qui font les bonnes salades ! J'ai vu des gens se servir de salade de crevettes, de salade de pommes de terre, de salade de poulet, de salade de macaronis, de hareng fumé, de toasts à l'ail, et de fromage. J'ai dû me retenir pour ne pas leur demander où était la salade dans tout cela. Ce qu'ils avaient dans leur assiette était simplement du poisson assaisonné !

Pour éviter de commettre ce genre d'erreur, tout d'abord, avant de prendre une assiette, choisissez les aliments que vous allez associer au cours de ce repas. Voyez tout ce qui vous est proposé ; pour bien associer vos aliments mieux vaut connaître à l'avance les possibilités, et ne pas se servir au hasard. Certaines salades ou certains plats peuvent comporter des aliments concentrés ; c'est le cas par exemple des salades de macaronis, de crevettes, de crabe ou de poulet, qui contiennent souvent du fromage. Si vous choisissez de consommer une protéine comme la viande ou le fromage, renoncez aux hydrates de carbone que sont les haricots secs, le pain, les macaronis ou les pommes de terre. Si vous avez envie de haricots, de pommes de terre en salade, ou de pain, ou encore d'*un peu* de chacun de ces aliments, renoncez à *toutes* les protéines. Les protéines et les hydrates de carbone consommés simultanément ne peuvent être correctement digérés, de même que deux protéines associées ; en revanche, plusieurs hydrates de carbone, comme des haricots et du pain peuvent être consommés ensemble *à condition que les aliments à haute teneur en eau restent prédominants dans le repas.* Quels que soient les aliments concentrés que vous choisissez, assurez-vous que votre salade est essentiellement composée de légumes riches en eau.

On nous demande souvent comment il faut procéder avec les assaisonnements de salade proposés dans les restaurants, car les gens craignent qu'ils ne soient pleins de sucre, de substances chimiques et de vinaigre. Malheureusement, c'est vrai dans la plupart des cas ; cependant, il ne s'agit pas d'un problème très grave. Dans tous les restaurants vous pourrez demander des quartiers de citrons et de l'huile, qui vous permettent de préparer vous-même un assaisonnement sain.

6

Conseils
pour votre vie quotidienne

■ N'oubliez pas que ce programme ne représente qu'un *exemple* des repas que vous pouvez faire en respectant les principes évoqués précédemment. Vous pouvez remplacer par des aliments que vous préférez ceux qui figurent dans nos recettes et renoncer à ceux que vous n'aimez pas. Les quantités ne sont pas toujours précisées car nous vous conseillons de manger ce dont vous avez besoin pour vous sentir rassasié.

■ Utilisez des fruits et des légumes frais autant que possible. A défaut, optez pour les produits surgelés (sans sucre ni sauce).

■ Nos recettes conviennent à toute la famille, et pas seulement à celui qui désire perdre quelques kilos. Un grand nombre d'entre elles sont généralement très appréciées par les enfants.

Vous pouvez chaque fois que vous le souhaitez remplacer par une salade un menu conseillé pour le dîner.

■ Si vous avez faim, vous pouvez manger des fruits trois heures après votre repas de midi.

■ Si vous avez faim, vous pouvez manger des fruits trois heures après votre dîner.

■ Utilisez des assaisonnements, des condiments et des sauces sans additifs chimiques, produits conservateurs, sucres, ou sodium. Ces substances ne font qu'*ajouter* des toxines à votre organisme.

■ Evitez le vinaigre dans les assaisonnements de salades. C'est un produit fermenté qui interrompt la digestion et perturbe l'assimilation des amidons. Remplacez le vinaigre par du jus de citron.

■ Evitez la consommation excessive d'oignons crus et d'ail. Ils stimulent les papilles gustatives et vous donnent envie d'aliments plus lourds.

■ Congelez vos restes de potages, vous pourrez toujours les utiliser par la suite.

■ Consommez exclusivement du pain complet.

■ Choisissez du beurre et des laitages crus aussi souvent que possible.

■ Vous pouvez remplacer par des fruits frais ou une salade de fruits frais nos plats conseillés pour le déjeuner.

■ Lorsque vous réduirez votre consommation de produits laitiers, consommez des noix et des amandes crues, qui sont d'excellentes sources de calcium, particulièrement recommandées aux femmes qui souhaitent compenser la baisse de calcium qui se produit au début de leur cycle menstruel.

■ Vous pouvez toujours alléger les repas conseillés, mais si vous mangez régulièrement moins que ce que nous vous conseillons, votre désintoxication sera plus rapide et vous connaîtrez peut-être quelques désagréments ; c'est pourquoi il est préférable de respecter le programme.

■ Les plats suivis d'un astérisque sont des « créations », et vous en trouverez la recette sous le menu du jour.

■ Les temps de préparation indiqués pour chaque recette comprennent le temps de cuisson.

Ne mangez pas trop !

Même les aliments les plus sains et les plus nutritifs risquent de fermenter dans votre estomac si vous en abusez. **Vous devez donc vous efforcer de ne pas trop manger !**

Si vous avez tendance à trop manger, sachez que certaines motivations physiologiques vous poussent (nous laisserons de côté les causes psychologiques). Deux raisons physiologiques essentielles peuvent vous entraîner à trop manger. Elles sont parfois plus faciles à corriger que les raisons psychologiques. Par ailleurs, le fait de les corriger aide souvent à résoudre plus facilement les problèmes psychologiques.

Si nous mangeons trop, c'est souvent parce que notre organisme n'assimile pas les nutriments. Dans ces conditions, quoi que nous puissions manger, notre corps ne peut être nourri. Quand les nutriments ne sont pas assimilés, le corps déclenche une alarme pour prévenir qu'il n'a pas été nourri, et bien que nous venions de manger, nous avons encore faim.

L'autre raison qui nous pousse à trop manger est la consommation d'aliments non nutritifs, traités ou dénaturés. Notre organisme lance un appel pour recevoir d'autres aliments, car il meurt littéralement de faim... **sur le plan nutritif.** La consommation excessive de produits traités mène à la malnutrition. Un corps mal nourri demande d'autres aliments, même si vous absorbez des quantités énormes de nourriture. Lorsque vous consommez trop de produits traités, votre organisme meurt lentement de faim. On pourrait dire que l'une des raisons de l'obésité qui sévit actuellement dans les pays occidentaux est l'abus de consommation d'aliments dénaturés, qui nous fait progressivement mourir de faim.

Votre nouveau mode de vie vous aidera à faire face à ces deux causes d'excès alimentaires. Les grandes quantités d'aliments riches en eau nettoieront vos intestins et favoriseront l'assimilation. Votre corps n'aura plus besoin de sonner l'arlarme pour demander à être mieux nourri, car il recevra régulièrement des aliments qui le nettoieront et le rassasieront.

Si vous ressentez au début le besoin de manger trop, ne vous inquiétez pas. Continuez à respecter le programme et laissez votre organisme se nettoyer. Consommez des fruits crus et juteux et des légumes crus chaque fois que vous éprouverez une impression de faim. Les légumes crus seront particulièrement utiles. A mesure que vous continuerez à consommer ces aliments débordants de nutriments, les raisons physiologiques qui vous poussaient à trop manger disparaîtront. Finalement, comme tant d'autres personnes avant vous, vous pourrez dire : « Dans le passé, j'avais tendance à trop manger. »

UN MODE DE VIE SAIN

Un exemple
en quatre semaines

Équivalence
des mesures métriques
en mesures impériales

Volume

jusqu'à 320 cl = 8 à 14 onces liquides

Poids

  30 g = 1 once
  225 g = 8 onces
  340 g = 12 onces
  454 g = 16 onces ou 1 lb

Longueur

  1 cm = ½ po
  2 cm = 1 po
  5 cm = 2 po
  10 cm = 4 po
  12 cm = 5 po
  15 cm = 6 po

Température du four

  180° C = 350° F
  200° C = 400° F
  225° C = 425° F
  250° C = 500° F

Jour 1 - Lundi

PETIT DEJEUNER

Jus de fruit fraîchement pressé, à volonté, jusqu'à 320 cl ; fruits juteux frais, à volonté, ou salade de fruits ; bananes lorsque vous avez particulièrement faim.
Si c'est possible, il est préférable d'étaler votre consommation de fruits tout au long de la matinée.

DEJEUNER

Jus de fruits frais *ou* jus de carotte frais, 110 à 225 cl, si vous le désirez
Salade Energie * à laquelle vous pouvez ajouter tous les légumes crus que vous aimez, avec un assaisonnement léger * *ou* sandwich bien associé * avec concombre ou céleri en branches.

DINER

Cocktail de légumes frais *
Crème de chou-fleur *
Pommes de terre en bateau *, *ou* poulet rôti Miami *
Haricots verts à l'ail *
Salade verte à la parisienne *.

---

* Les astérisques renvoient aux recettes du jour.

Salade Energie

15 minutes.

3 tasses de salade verte (laitue, batavia, scarole, romaine, ou un mélange de ces variétés), lavée, séchée et coupée en minces lanières
1 tasse d'épinards crus, grossièrement hachés (facultatif)
1 petit concombre ou deux gros cornichons, pelés et émincés
1 tomate moyenne, coupée en dés ou en tranches
1 à 2 tasses de germes frais (lentilles, tournesol, ou sarrasin, ou un mélange de ces ingrédients)
Vous pouvez ajouter d'autres légumes crus tels que carottes, céleri, champignons, chou vert ou rouge, radis, chou-fleur
1/4 de tasse d'olives ou quelques tranches d'avocat (facultatif)
1/4 de tasse de graines de tournesol ou de sésame.

Dans un grand saladier, mélangez tous les ingrédients. Ajoutez 1/4 à 1/3 de tasse d'assaisonnement léger (voir ci-dessous) ou d'assaisonnement de votre choix. Remuez soigneusement. Vous pouvez apporter autant de variantes que vous le souhaitez à cette salade et modifier les quantités selon vos préférences. Les tomates et le concombre sont importants et utiles, car leur tenue élevée en eau aidera la digestion des légumes plus fibreux. *Pour 1 ou 2 personnes.*

Assaisonnement léger

5 minutes.

1 gousse d'ail, coupée en deux
3 cuillerées à soupe d'huile d'olive ou de tournesol non raffinée
1 cuillerée à soupe de jus de citron frais
1/4 de cuillerée à café de sel de mer ou de succédané de sel sans glutamate de sodium ni autres produits chimiques
Poivre noir fraîchement moulu (facultatif).

Mettez tous les ingrédients dans un saladier, et laissez reposer au moins 15 minutes afin que l'ail parfume l'huile. Percez la gousse d'ail à l'aide d'une fourchette, et battez la préparation en utilisant cette même fourchette. Retirez l'ail. Versez l'assaisonnement sur la salade, et remuez soigneusement. *Pour 1 grande ou 2 petites salades.*

Le sandwich bien associé

5 minutes.

La nature même du sandwich classique fait qu'il associe protéines et hydrates de carbone, ce qui entraîne un gaspillage d'énergie considérable lors de la digestion. Les sandwiches bien associés sont faits de pain complet, avec des tomates, de l'avocat, et du concombre, de la salade verte ou des germes frais. Absolument délicieux, ils sont pleins d'énergie. Faites toujours griller légèrement votre pain afin de décomposer les glutens et de le rendre plus digeste. Utilisez les condiments que vous appréciez de manière à rendre votre sandwich vraiment à votre goût.

Arrêtons-nous un instant pour bien comprendre le rôle de l'avocat. Ne vous privez pas de cet aliment unique et savoureux. Il a la réputation de « faire grossir », mais c'est faux, car il s'agit de graisses naturelles, que le corps humain est en mesure de digérer très facilement, à condition qu'elles soient bien associées. L'avocat, un fruit-légume, s'associe très bien avec les amidons comme le pain, avec tous les légumes crus ou cuits, et avec les fruits tels que la papaye, la mangue, les bananes et les oranges. Mélangé à ces fruits, il constitue un aliment absolument parfait. J'ai même vu certaines personnes utiliser de l'avocat réduit en purée pour assaisonner des pommes de terre plutôt que de la crème ou du beurre.

L'avocat est mûr lorsque le fruit cède légèrement à la pression exercée par un pouce. Si l'avocat est trop tendre, son huile risque d'être rancie ; par conséquent, évitez d'acheter des avocats trop mous. Rien de plus facile à manger qu'un avocat ! Coupez-le en deux dans le sens de la longueur, retirez le noyau, et dégustez la pulpe à l'aide d'une petite cuiller. Vous pouvez également couper en tranches l'avocat entier, peler chaque tranche et assaisonner de jus de citron. Si vous désirez réduire l'avocat en purée, coupez-le en tranches, pelez-les et mettez-les dans un saladier avec le noyau et du jus de citron. Couvrez hermétiquement et placez dans le réfrigérateur jusqu'au moment où vous le passerez au mixer.

L'avocat est un aliment exquis. Lorsque les gens découvrent qu'ils y ont droit, il leur arrive de se lancer dans des excès, en en consommant plusieurs chaque jour. Nous vous conseillons de ne pas dépasser un demi-avocat par personne. Un autre point important au sujet de l'avocat : bien qu'il s'agisse d'un fruit-légume, il ne faut pas l'associer à des protéines, car il perturbe la digestion des protéines. En revanche, vous pouvez l'associer à un amidon, comme le pain (pour un sandwich). Par ailleurs, sachez que les craintes que vous pouvez avoir en ce qui concerne un éventuel lien entre la consommation de l'avocat et l'augmentation du taux de cholestérol sont *absolument sans fondement*. Le cholestérol qui peut, à juste titre, vous préoccuper provient *exclusivement* d'aliments d'origine animale, *jamais* des végétaux. Actuellement, on souligne partout l'importance de la réduction de votre taux de cholestérol pour éviter les maladies cardio-vasculaires. C'est précisément ce que fera le programme de REGIME PLUS. Avec l'*aide* des avocats !

Voici comment vous composerez votre sandwich :

2 tranches de pain complet, légèrement toastées
2 ou 3 tranches épaisses de tomate
3 ou 4 tranches de concombre, coupées dans le sens de la longueur
Quelques tranches d'avocat
Salade verte ou germes frais
Mayonnaise, moutarde ou beurre.

Evitez de consommer plus d'un sandwich par jour. *Pour 1 personne.*

Cocktail de légumes frais
10 minutes.

8 belles carottes
1 branche de céleri
1/4 de petite betterave crue
1 tomate moyenne
1 petit poivron rouge ou vert
1 petite poignée d'épinards ou de persil frais.

Les ingrédients de base sont les carottes et le céleri. Vous pouvez ajouter d'autres légumes, mais le cocktail doit se composer pour la moitié ou les deux tiers de jus de carotte. Coupez les extrémités des carottes. Il n'est pas nécessaire de les éplucher. Retirez les feuilles du céleri. Passez tous les légumes à la centrifugeuse. *Pour 1 grand verre.*

■ Vous pouvez prendre ce cocktail quand vous le désirez, avant le déjeuner ou le dîner. Buvez-le lentement, et attendez dix minutes avant de commencer votre repas.

Crème de chou-fleur

35 minutes.

2 cuillerées à soupe de beurre
1 cuillerée à soupe d'huile d'olive
1 oignon moyen, grossièrement haché
6 à 8 échalotes, hachées
1 gousse d'ail, émincée
2 branches de céleri, hachées
2 choux-fleurs moyens, coupés et grossièrement hachés
1/2 cuillerée à café de sel de mer
1/2 cuillerée à café de curry en poudre (facultatif)
1/8 de cuillerée à café de poivre noir fraîchement moulu
1/2 cuillerée à café de thym séché
1 cuillerée à café de basilic séché
1 cuillerée à café de marjolaine ou de sarriette séchée
6 tasses d'eau
2 cuillerées à soupe de bouillon de légumes
1 pincée de noix muscade fraîchement râpée (facultatif).

Dans une marmite, faites fondre le beurre. Ajoutez l'huile, l'oignon, les échalotes et l'ail, puis le céleri et le chou-fleur, ainsi que les épices et les herbes. Mélangez bien et laissez cuire quelques minutes à feu doux sans couvrir, en remuant fréquemment. Ajoutez l'eau et le bouillon. Amenez à ébullition. Laissez mijoter dans la marmite couverte et sur feu moyen pendant 15 minutes, ou jusqu'à ce que le chou-fleur soit tendre. Découvrez et laissez légèrement refroidir. Broyez les ingrédients dans un presse-purée afin d'obtenir un mélange crémeux. Faites réchauffer, en ajoutant si vous le souhaitez la noix muscade. *Pour 4 personnes.*

■ Je ne recommande pas d'herbes fraîches ici ni dans la plupart des recettes qui suivent. En effet, les différences de goût entre les herbes séchées et fraîches varient en fonction des herbes. De plus, dans certaines régions, il n'est pas facile de se procurer des herbes fraîches toute l'année, alors que ce problème n'existe pas avec les herbes séchées. Je souhaite que ces recettes soient simples et à la portée des personnes qui travaillent, c'est pourquoi j'évite la complication des herbes fraîches. Dans quelques cas, je conseille l'utilisation d'herbes fraîches, et j'en précise alors les quantités.

Pommes de terre en bateau

1 h 20.

Si vous aimez les pommes de terre, voici une recette qui vous comblera !

2 grosses pommes de terre
1 livre de courges soit environ 1/2 à 3/4 de tasse de chair épluchée
1/4 de tasse de beurre fondu + 2 cuillerées à café
1/4 de cuillerée à café de cumin (facultatif)
1 cuillerée à café de sel de mer, de succédané de sel, ou d'assaisonnement sans sel
Paprika doux de Hongrie.

Faites cuire les pommes de terre sans les peler dans le four préchauffé à 220 degrés, jusqu'à ce qu'elles soient tendres, soit environ une heure. Pendant la cuisson des pommes de terre, pelez les courges. Coupez-les en petits dés et placez-les dans un cuit-vapeur, couvert, au-dessus de l'eau bouillante pendant 15 minutes, jusqu'à ce qu'elles soient très tendres.

Laissez légèrement refroidir les pommes de terre. Coupez-les en deux alors qu'elles sont encore chaudes et évidez-les avec une petite cuiller, en veillant à ne pas déchirer la peau.

Passez les courges, les pommes de terre, un quart de tasse de beurre fondu, le cumin et le sel de mer au mixer pour obtenir un mélange jaune et crémeux.

Remplissez de ce mélange les peaux de pommes de terre. Nappez de deux cuillerées à café de beurre fondu et saupoudrez de paprika. Mettez sous le gril pendant 10 minutes, jusqu'à ce que le dessus brunisse légèrement. *Pour 2 à 4 personnes, selon la taille des pommes de terre.*

Poulet rôti Miami

55 minutes.

1 petit poulet élevé au grain
Poivre noir fraîchement moulu
Sel de mer.

Faites préchauffer le four à 220 degrés. Saupoudrez l'intérieur et l'extérieur du poulet de sel de mer et de poivre. Faites rôtir au four pendant 45 à 55 minutes, en arrosant fréquemment le poulet de son jus. Il sera prêt lorsque sa couleur sera dorée et que les os se détacheront facilement.

Haricots verts à l'ail

40 minutes.

2 cuillerées à soupe d'huile d'olive
1 cuillerée à café d'ail, émincé
4 tasses de haricots verts frais ou congelés, coupés en petits morceaux
1/2 cuillerée à café de thym séché
1/2 cuillerée à café de sel de mer, de succédané de sel, ou d'assaisonnement sans sel
Poivre noir fraîchement moulu
2 tasses d'eau
2 cuillerées à café ou 1 petit cube de bouillon naturel
Quelques gouttes de jus de citron frais.

Dans une grande casserole, faites chauffer l'huile. Ajoutez l'ail et les haricots, et laissez sauter sur feu vif en remuant fréquemment les haricots pour qu'ils ne brûlent pas. Ajoutez le thym, le sel de mer et le poivre selon votre goût. Ajoutez ensuite l'eau et le bouillon. Amenez à ébullition, couvrez et laissez mijoter sur feu doux pendant 20 à 30 minutes, jusqu'à ce que les haricots soient tendres. Ajoutez un peu d'eau si c'est nécessaire. La cuisson des haricots surgelés sera deux fois plus rapide. Ajoutez le jus de citron, et remuez rapidement. *Pour 2 personnes.*

Salade verte à la parisienne

15 minutes.

1 salade verte (chicorée, frisée ou batavia)
1 tasse d'endives (facultatif), grossièrement hachées
3 cuillerées à soupe d'huile d'olive
1 cuillerée à soupe de jus de citron frais
1/4 à 1/2 cuillerée à café de sel de mer, de succédané de sel, ou d'assaisonnement sans sel
Poivre noir fraîchement moulu.

Nettoyez et séchez soigneusement la salade et les endives. Coupez la salade en retirant la base de chaque feuille. Mélangez la salade et les endives dans un grand saladier. Ajoutez l'huile, et remuez soigneusement. Ajoutez le jus de citron, le sel de mer, et le poivre selon votre goût, et remuez doucement afin de ne pas déchirer les feuilles. *Pour 2 personnes.*

Jour 2 - Mardi

Jour de salade

C'est votre premier jour où la salade constituera votre plat de résistance. Vous prendrez des fruits au petit déjeuner et au repas de midi ainsi que des jus de fruits à volonté, et le plat de résistance de votre dîner sera une salade. N'oubliez pas que les tomates, les avocats et les concombres sont des fruits-légumes, et que vous pouvez les ajouter aux autres fruits que vous consommerez dans la journée. Si vous choisissez le plateau de fruits-légumes au déjeuner, laissez s'écouler une ou deux heures pour la digestion de l'avocat avant de manger d'autres fruits. Les tomates et les concombres mélangés ne nécessitent pas une période de digestion plus longue que les autres, car ils sont très riches en eau. Vous pouvez également consommer des légumes crus, céleri ou carottes, par exemple. Très riches en eau, ils ne restent pas très longtemps dans l'estomac.

PETIT DEJEUNER

Jus de fruit fraîchement pressé, à volonté, jusqu'à 320 cl ; fruits juteux frais, à volonté, ou salade de fruits ; bananes lorsque vous avez particulièrement faim.
Si c'est possible, il est préférable d'étaler votre consommation de fruits tout au long de la matinée.

DEJEUNER

Continuez à consommer des fruits, à moins que vous ne préfériez le plateau de fruits-légumes *.

DINER

Cocktail de légumes frais (voir page 126), *ou* 1 papaye, *ou* quelques tranches d'ananas frais
Salade de riz méditerranéenne *.

Plateau de fruits-légumes

5 minutes.

1 ou 2 tomates moyennes, coupées en tranches
1 petit concombre ou 2 cornichons non macérés, pelés et coupés en tranches
1/2 gros avocat, pelé et coupé en tranches
Succédané de sel ou assaisonnement sans sel (facultatif).

Placez les fruits-légumes sur un plateau, et saupoudrez de succédané de sel ou d'assaisonnement sans sel. *Pour 1 personne.*

Salade de riz méditerranéenne

30 minutes à 1 heure
(selon la qualité du riz).

1 tasse de riz brun long ou de riz basmati (voir la recette ci-dessous)
1 cuillerée à soupe d'huile d'olive
4 aubergines moyennes, coupées en petites tranches
1 à 2 cuillerées à soupe d'eau
1 cuillerée à café de basilic séché
1 cuillerée à café d'origan séché
4 tasses de salade verte (romaine, scarole, batavia, laitue, ou un mélange de ces variétés)
2 tasses d'épinards ou d'endives crus, grossièrement hachés
1 tasse de petits dés de poivron cru
1/2 tasse d'olives vertes fourrées au piment et coupées en petits morceaux.

Préparation du riz

1 tasse de riz brun long
2 tasses 1/4 d'eau
1 cuillerée à soupe d'huile de tournesol non raffinée.

Dans une grande casserole, versez tous les ingrédients, amenez à ébullition et remuez doucement. Laissez mijoter dans la casserole couverte sur feu doux pendant 40 minutes. Retirez du feu sans découvrir. Laissez reposer 10 minutes avant d'enlever le couvercle.

ou

1 tasse de riz basmati
2 tasses d'eau
1 cuillerée à soupe d'huile de tournesol non raffinée.

Dans une grande casserole, versez tous les ingrédients. Amenez à ébullition en remuant doucement. Laissez mijoter dans la casserole couverte, et sur feu doux pendant 20 minutes. Enlevez alors immédiatement le couvercle et remuez à l'aide d'une fourchette.

Préparation des aubergines

Faites chauffer l'huile dans une grande poêle. Ajoutez les tranches d'aubergines, et remuez dans l'huile. Arrosez d'un demi-verre d'eau et continuez à remuer pendant quelques minutes, jusqu'à ce que les aubergines prennent une teinte plus claire. Ajoutez le basilic et l'origan. Remuez doucement et retirez du feu.

Assaisonnement à l'ail et aux herbes
5 minutes.

1 gousse d'ail, émincée ou hachée
5 cuillerées à soupe d'huile d'olive
2 cuillerées à soupe de jus de citron frais
1/2 cuillerée à café de cerfeuil séché
1/2 cuillerée à café de marjolaine séchée
1/4 de cuillerée à café de menthe séchée
1/2 cuillerée à café de thym séché
1 pincée d'estragon séché
1/2 cuillerée à café de sel de mer, de succédané de sel ou d'assaisonnement sans sel
Poivre noir fraîchement moulu.

Préparation de l'assaisonnement

Mettez tous les ingrédients dans un saladier et battez avec une fourchette ou un fouet. Vous pouvez également passer tous les ingrédients au mixer.

Confection de la salade

Nettoyez et séchez la salade verte, et coupez-la en minces lanières que vous disposerez dans un saladier avec les épinards ou les endives et les dés de poivron. Ajoutez le riz, les aubergines, les olives, et l'assaisonnement. Remuez bien pour que tous les parfums se mêlent. *Pour 2 personnes.*

■ N'oubliez pas, si vous avez faim, qu'un fruit consommé au moins trois heures après le dîner vous fera le plus grand bien, car l'eau que cela vous apportera facilitera l'élimination le lendemain.

———————

Jour 3 - Mercredi

PETIT DEJEUNER

Jus de fruit fraîchement pressé, à volonté, jusqu'à 320 cl ; fruits juteux frais, à volonté, ou salade de fruits ; bananes lorsque vous avez particulièrement faim.
Si c'est possible, il est préférable d'étaler votre consommation de fruits tout au long de la matinée.

DEJEUNER

Jus de fruits frais ou jus de carotte
Sauce au beurre végétal * avec des légumes crus, *ou* salade Energie avec assaisonnement léger ou de votre choix (voir page 124).

DINER

Ratatouille au maïs *
Crêpes New York aux légumes *
Salade aux épinards et aux germes *.

Sauce au beurre végétal

1 minute.

1/4 de tasse de purée d'amandes, lisse ou grumeleuse
1/4 de tasse d'eau.

Battez la purée et l'eau à l'aide d'une fourchette jusqu'à ce qu'elles forment une sauce légère et crémeuse. Vous pouvez l'utiliser pour agrémenter les carottes, le céleri, les aubergines, les poivrons rouges ou verts, le chou-fleur ou les brocolis, le fenouil ou les artichauts.

■ Pour cette recette, les meilleurs « beurres végétaux » sont les purées d'amandes, de sésame ou de tournesol. Vous pouvez, si vous le souhaitez, les remplacer par du beurre de cacahuète.

Ratatouille au maïs

40 minutes.

6 tasses d'eau
6 pommes de terre moyennes, pelées et coupées en dés
1 oignon moyen, haché
2 gousses d'ail, émincées
1 branche de céleri, hachée
2 cubes de bouillon de légumes
1 pincée de sauge séchée
1/2 cuillerée à café de thym séché
1/2 cuillerée à café d'origan séché
1/2 cuillerée à café de sel de mer (facultatif)
1/2 cuillerée à café de succédané de sel ou d'assaisonnement sans sel
    Poivre noir fraîchement moulu selon goût
3 ou 4 tasses de maïs frais ou surgelé
1 cuillerée à soupe de beurre
1/4 de tasse de poivron vert, émincé
1/2 tasse d'échalotes, émincées
1/4 de tasse de crème épaisse (facultatif)
1 cuillerée à soupe de laurier frais, coupé en petits morceaux.

Amenez l'eau à ébullition. Mettez-y les pommes de terre, l'oignon, l'ail et le céleri. Attendez de nouveau l'ébullition et ajoutez le bouillon et les condiments. Couvrez et laissez mijoter sur feu moyen pendant 15 à 20 minutes, jusqu'à ce que les pommes de terre soient tendres, mais pas molles. Laissez légèrement refroidir. Retirez deux tasses de pommes de terre du bouillon. Ecrasez les autres avec une fourchette. Faites réchauffer sur feu doux. Ajoutez le maïs. Laissez mijoter, en remuant afin que le mélange n'adhère pas à la casserole, pendant 10 minutes. Faites fondre le beurre dans une petite poêle. Ajoutez le poivron vert et les échalotes. Faites sauter jusqu'à ce que les légumes prennent une couleur vive, soit environ 3 minutes. Ajoutez ce mélange au reste de la ratatouille, puis ensuite la crème et le laurier si vous le désirez. *Pour 4 personnes.*

Crêpes New York aux légumes

25 minutes.

Ce mélange de légumes donne un plat absolument délicieux dont vous ne vous lasserez pas.

1 tasse de brocolis
1/2 tasse de chou-fleur (facultatif)
2 cuillerées à soupe de carotte, finement râpée
2 cuillerées à soupe de chou rouge, finement râpé
2 cuillerées à soupe de courgette, finement râpée
1/4 de tasse d'oignons sauce barbecue (voir ci-dessous) (facultatif)
2 crêpes au froment
1 cuillerée à soupe de mayonnaise
6 tranches fines de cornichons
1/2 tasse de salade verte, finement hachée
1/2 tasse de salsifis cuits, coupés en rondelles
2 tranches d'avocat (facultatif)
1 pincée de sel de mer, de succédané de sel, ou d'assaisonnement sans sel (facultatif).

Préparation des légumes

Coupez les brocolis en petites lamelles, en utilisant seulement les fleurettes et le haut de la tige. Coupez le chou-fleur en petits dés. Disposez les brocolis et le chou-fleur dans un cuit-vapeur couvert, au-dessus de l'eau bouillante, et laissez-les cuire environ 5 minutes, jusqu'à ce qu'ils soient tendres lorsque vous les percez à l'aide de la pointe d'un couteau. Mélangez la carotte, le chou et la courgette.

Oignons sauce barbecue

2 cuillerées à café d'huile de tournesol
2 petits oignons blancs, émincés
1/2 cuillerée à café de sauce barbecue.

Dans une petite poêle, faites chauffer l'huile. Ajoutez les oignons et laissez sauter jusqu'à ce qu'ils ramollissent légèrement. Ajoutez la sauce barbecue et laissez cuire en remuant fréquemment, jusqu'à ce que les oignons soient bien tendres.

Confection des crêpes aux légumes

Dans une poêle chaude et *sèche*, faites chauffer les crêpes au froment en les retournant jusqu'à ce qu'elles soient tendres, mais *pas grillées.*

Disposez chacune sur une feuille de papier aluminium. Mélangez bien les légumes râpés.

Etalez de la mayonnaise sur chaque crêpe. Ajoutez une

lamelle de brocoli, au centre. Placez ensuite du chou-fleur autour, puis une rangée de tranches de cornichons, une rangée de légumes râpés, une rangée d'oignons sauce barbecue. Recouvrez de salade verte, de salsifis et d'avocat. Saupoudrez de sel si vous le souhaitez. Roulez la crêpe autour des légumes. Enveloppez dans une feuille de papier aluminium jusqu'au moment de servir. Ce plat se conserve deux ou trois jours au réfrigérateur. *Pour 1 personne.*

Salade aux épinards et aux germes

15 minutes.

2 tasses de salade verte, hachée
2 tasses d'épinards crus, hachés
2 tasses de salsifis cuits
1 tasse de germes frais mélangés (radis, lentilles, haricots, pois...)
1 tasse de concombre, pelé et coupé en dés
1 tomate moyenne, coupée en tranches
1 tasse d'endives, hachées (facultatif)
2 cuillerées à soupe d'huile d'olive
2 cuillerées à café de jus de citron frais
2 cuillerées à café de sauce au soja, ou 1/2 cuillerée à café de moutarde de Dijon.

Mélangez tous les légumes crus et cuits dans un grand saladier. Ajoutez l'huile et remuez. Ajoutez ensuite le jus de citron et la sauce au soja ou la moutarde, et remuez de nouveau. *Pour 2 personnes.*

Jour 4 - Jeudi

PETIT DEJEUNER

Jus de fruit fraîchement pressé, à volonté, jusqu'à 320 cl ; fruits juteux frais, à volonté, ou salade de fruits ; bananes lorsque vous avez particulièrement faim. Si c'est possible, il est préférable d'étaler votre consommation de fruits tout au long de la matinée.

DEJEUNER

Jus de fruits frais ou jus de carotte
Noix et concombre * ou salade Energie (voir page 124) avec fromage blanc, si vous le souhaitez.

DINER

Cocktail de légumes frais (voir page 126)
Légumes à l'étuvée *
Salade César *
Chou au curry *.

Noix et concombre

2 minutes.

1/2 à 1 tasse d'amandes, de noix pécan, de châtaignes ou de noisettes crues
1 concombre moyen, pelé et coupé en lamelles.

Veillez à ce que les amandes, les châtaignes ou les noisettes soient crues. Si elles étaient grillées, elles ne pourraient être utilisées par l'organisme et ne feraient que lui apporter des toxines. Ce plat ne semble peut-être pas très consistant pour le déjeuner, mais il est très nourrissant et il faut prendre son temps pour le consommer, car il est indispensable de bien mâcher les arachides. Les arômes se complètent parfaitement, et les bienfaits pour la santé en sont considérables. C'est une manière *idéale* de consommer ces produits.

Légumes à l'étuvée

40 minutes.

8 petites pommes de terre nouvelles
3 belles carottes
2 ou 3 cuillerées à soupe de beurre
1 petit oignon, haché
1 branche de céleri, hachée
4 tiges de brocoli sans fleurettes, pelées et coupées en petits morceaux
2 petites aubergines, coupées en tranches
1 tasse de haricots beurre surgelés (facultatif)
1/2 tasse de petits pois surgelés (facultatif)
1/4 de cuillerée à café de sauge séchée
1/4 de cuillerée à café de marjolaine séchée
1/2 cuillerée à café de sel de mer, de succédané de sel, ou d'assaisonnement sans sel
1 cube de bouillon de légumes
1 ou 2 tasses d'eau.

Placez les pommes de terre et les carottes, entières, dans un cuit-vapeur, couvert, au-dessus de l'eau bouillante, et laissez cuire 15 minutes. Coupez les carottes en petits morceaux et les pommes de terre en petits dés. Faites fondre le beurre dans une grande casserole. Ajoutez les pommes de terre, les carottes, l'oignon, le céleri, les brocolis, le sel, le bouillon, et l'eau. Amenez à ébullition. Laissez ensuite mijoter, dans la casserole couverte, pendant 5 minutes. Ajoutez les aubergines, les haricots et les petits pois. Amenez de nouveau à ébullition, et laissez mijoter dans la casserole couverte pendant 10 minutes, en remuant de temps à autre. Les enfants aiment beaucoup plonger des toasts de pain complet beurré dans ce délicieux mélange. *Pour 2 personnes.*

Salade César

15 minutes.

1 gousse d'ail
3 cuillerées à soupe d'huile d'olive
1 ou 2 cuillerées à soupe de jus de citron frais
1 cuillerée à café de moutarde de Dijon
1/4 de cuillerée à café de sel de mer, de succédané de sel, ou d'assaisonnement sans sel
1 petite salade romaine
1 tasse de croûtons aillés (voir ci-dessous)
Poivre noir fraîchement moulu.

Mettez l'ail dans un grand saladier et écrasez-le avec une fourchette. Ajoutez l'huile et remuez énergiquement. Retirez l'ail. Ajoutez le jus de citron et la moutarde, et battez avec la fourchette. Ajoutez le sel et mélangez. Nettoyez et séchez soigneusement la salade. Coupez-la en petits morceaux, en retirant la partie la plus dure des tiges. Ajoutez-la au mélange et remuez bien. Ajoutez les croûtons aillés (voir ci-dessous) et le poivre selon votre goût. Remuez à nouveau. *Pour 2 personnes.*

Croûtons à l'ail

10 minutes.

Ils sont très faciles à préparer et nettement préférables aux croûtons tout prêts.

1 tranche de pain complet
2 cuillerées à café de beurre
1 gousse d'ail, broyée ou coupée en petits morceaux.

Coupez le pain en petits morceaux. Faites fondre le beurre dans une petite poêle. Ajoutez l'ail. Faites sauter rapidement pour parfumer le beurre. Retirez l'ail. Ajoutez le pain et faites sauter, en retournant fréquemment les croûtons, jusqu'à ce qu'ils soient dorés. Ajoutez les croûtons à la salade, au potage ou aux plats à base de légumes. *Pour 1 ou 2 personnes.*

Chou au curry

12 minutes.

1 cuillerée à soupe d'huile de tournesol
2 cuillerées à café de graines de moutarde

1 cuillerée à café de curry
1 petit oignon blanc, émincé
1 petit chou, coupé et émincé en tranches fines
1/2 cuillerée à café de sel de mer
2 cuillerées à soupe de jus de citron.

Faites chauffer l'huile dans une grande poêle. Ajoutez les graines de moutarde et le curry, et laissez cuire 1 minute. Ajoutez l'oignon, et laissez sauter 3 à 4 minutes, en remuant fréquemment. Ajoutez le chou et le sel, et mélangez. Laissez cuire dans la poêle découverte sur feu moyen, sans cesser de remuer, jusqu'à ce que le chou commence à devenir tendre. Arrosez de jus de citron. *Pour 3 ou 4 personnes.*

Jour 5 - Vendredi

Jour de salade

PETIT DEJEUNER

Jus de fruit fraîchement pressé, à volonté, jusqu'à 320 cl ; fruits juteux frais, à volonté, ou salade de fruits ; bananes lorsque vous avez particulièrement faim.
Si c'est possible, il est préférable d'étaler votre consommation de fruits tout au long de la matinée.

DEJEUNER

Vous pouvez continuer à consommer des fruits et des jus de fruits toute la journée, *ou* choisir le plateau de fruits-légumes (voir page 131).

DINER

Cocktail de légumes frais (voir page 126), *ou* 1/2 melon, *ou* 1 pamplemousse entier
Salade de poulet au curry *.

Salade de poulet au curry
25 minutes (+ le temps de préparation du poulet).

4 tasses de laitue, nettoyée, séchée, et coupée en petits morceaux
2 tasses d'épinards crus, grossièrement hachés
1/2 tasse de germes de luzerne

1/2 tasse d'endives crues, hachées (facultatif)
2 tasses de poulet rôti Miami, coupé en petits morceaux (voir page 128),
   ou de poulet grillé, cuit à la vapeur ou au barbecue
2 tasses d'asperges
1/2 tasse de carottes, coupées en lamelles.

Préparation de la salade

Dans un grand saladier, mélangez la laitue, les épinards, les endives et les germes. Retirez les extrémités dures des asperges, et coupez-les en petits morceaux. Plongez les asperges dans de l'eau bouillante. Laissez cuire 3 à 4 minutes, jusqu'à ce que les asperges prennent une couleur vert vif. Retirez-les de l'eau, et passez-les immédiatement à l'eau froide. Mettez les carottes dans de l'eau en ébullition pendant 2 minutes. Egouttez. Ajoutez le poulet, les asperges et les carottes au reste de la salade.

Mayonnaise au curry

5 minutes.

2 cuillerées à soupe d'huile d'olive
1 cuillerée à soupe de jus de citron frais
1 ou 2 cuillerées à soupe de mayonnaise
1 cuillerée à café de miel
1/2 cuillerée à café de curry en poudre
1/2 cuillerée à café de basilic séché *ou* 2 cuillerées à café de basilic
   frais, émincé
1 cuillerée à café d'échalotes émincées
1/4 de cuillerée à café de sel (facultatif)
   Poivre noir fraîchement moulu.

Préparation de l'assaisonnement

Dans un petit saladier, mélangez l'huile, le jus de citron, la mayonnaise et le miel. Battez jusqu'à ce que le mélange soit crémeux. Ajoutez le curry, le basilic, les échalotes et le sel. Battez de nouveau. Versez sur la salade. Poivrez selon votre goût. *Pour 1 ou 2 personnes.*

Jour 6 - Samedi

PETIT DEJEUNER

Jus de fruit fraîchement pressé, à volonté, jusqu'à 320 cl ; fruits juteux frais, à volonté, ou salade de fruits ; bananes lorsque vous avez particulièrement faim.
Si c'est possible, il est préférable d'étaler votre consommation de fruits tout au long de la matinée.

DEJEUNER

Jus de fruits frais ou jus de carotte (facultatif)
Salade Energie (voir page 124), *ou* chou-fleur au gril *.

DINER

Potage du jardin * et crêpes grillées *, *ou* carottes sautées *
Brocolis à la japonaise *
Chou en sauce *.

Chou-fleur au gril

20 minutes.

- 1 tasse de chou-fleur, cuit à la vapeur
- 1 ou 2 cuillerées à soupe de mayonnaise
- 1/4 de cuillerée à café de moutarde de Dijon (facultatif)
- 1/4 de cuillerée à café de sel de mer, de succédané de sel, ou d'assaisonnement sans sel
- 1 cuillerée à café de noix, hachées (facultatif)
- 2 tranches de pain complet
- 1 cuillerée à soupe de beurre

1/2 tasse de salade verte, coupée en lamelles
1 cuillerée à soupe de carottes, coupées en lamelles.

Passez le chou-fleur au mixer et mélangez-le à la mayonnaise, à la moutarde et au sel. Ajoutez les noix et mélangez Beurrez le pain. Etalez le mélange à base de chou-fleur sur le côté non beurré d'une tranche de pain. Couvrez de salade et de carottes. Posez dessus la seconde tranche de pain, le côté beurré tourné vers l'extérieur. Placez le sandwich dans le gril. Faites cuire sur feu vif jusqu'à ce que le pain soit bien doré et l'intérieur chaud, soit environ 3 minutes de chaque côté. *Pour 1 personne.*

■ Vous trouverez des grils doubles très peu coûteux dans les grandes surfaces. Choisissez un modèle à manche très long qui vous permet de maintenir sur le feu les aliments emprisonnés entre les deux grilles. Vous pouvez ainsi le retourner pour faire cuire vos aliments des deux côtés.

Potage du jardin

55 minutes.

9 tasses d'eau
1 gros oignon blanc, grossièrement haché
2 belles gousses d'ail, émincées
2 branches de céleri grossièrement hachées
2 tasses de courgettes, coupées en dés
1 petit chou-fleur, coupé en petits morceaux
4 carottes moyennes, pelées et coupées en petits dés
4 aubergines moyennes, coupées en tranches
4 courgettes moyennes, ou 1 part de potiron, coupé en petites tranches
3 pommes de terre moyennes, pelées, coupées en tranches fines
1 petit chou vert, coupé en petites lamelles
1/2 cuillerée à café de thym séché
1/2 cuillerée à café de basilic séché
1/2 cuillerée à café de sarriette séchée
2 cubes de bouillon de légumes naturel
1 cuillerée à café de sel de mer (facultatif)
1 pincée de cannelle
1 pincée de noix muscade
2 cuillerées à soupe de jus de citron.

Amenez l'eau à ébullition dans une marmite. Mettez-y tous les ingrédients, à l'exception du jus de citron. Attendez de nouveau l'ébullition puis laissez mijoter 30 minutes, en remuant fréquemment, jusqu'à ce que le potage épaississe.

Ajoutez le jus de citron à la fin de la cuisson. Ce potage peut se préparer en grandes quantités, car il est délicieux réchauffé. *Pour 8 personnes.*

Crêpes grillées

8 minutes.

8 crêpes au froment
2 cuillerées à soupe de beurre.

Faites chauffer les crêpes une par une dans une poêle brûlante et *sèche,* en les retournant jusqu'à ce qu'elles soient très légèrement grillées. Après avoir fait chauffer la première, disposez une petite noix de beurre au centre, et placez ensuite une autre crêpe chaude par-dessus. Disposez la pile de crêpes dans une poêle couverte, afin de les conserver au chaud et de leur éviter de sécher. Pour les consommer, vous pouvez les découper en parts comme un gâteau, ou prendre chaque crêpe individuellement afin de la rouler, comme on le fait plus fréquemment. *Pour 4 personnes.*

Carottes sautées

30 minutes.

2 cuillerées à soupe de beurre
1 cuillerée à café d'huile de tournesol
3 carottes moyennes, pelées et finement râpées
3 pommes de terre moyennes, pelées et finement râpées
1/2 petit oignon blanc, finement râpé
1/2 cuillerée à café de sel de mer (facultatif).

Dans une grande poêle, faites fondre le beurre et l'huile. Ajoutez les carottes, les pommes de terre et l'oignon, puis l'assaisonnement. Laissez sauter jusqu'à ce que le mélange brunisse d'un côté. Puis retournez-le et faites sauter de l'autre côté. Coupez en petits morceaux, ou servez en parts. *Pour 3 personnes.*

Brocolis à la japonaise

15 minutes.

3 ou 4 belles branches de brocoli, sans les fleurettes
1 cuillerée à soupe d'huile de tournesol
1 ou 2 gousses d'ail, émincées
2 cuillerées à soupe de tamari
  Quelques gouttes de jus de citron frais.

A l'aide d'un épluche-légumes, retirez la peau épaisse des branches de brocoli. Coupez-les en tranches fines dans le sens de la longueur. Faites chauffer l'huile dans une grande poêle. Ajoutez l'ail, et laissez sauter rapidement. Ajoutez les brocolis. Faites sauter 3 à 5 minutes sur feu assez fort, jusqu'à ce qu'ils soient tendres. Ajoutez le tamari et le jus de citron. *Pour 3 personnes.*

Chou en sauce

15 minutes.

1/2 petit chou
2 cuillerées à soupe de laurier frais, haché
2 cuillerées à soupe de persil frais, haché
1/2 tasse de crème fraîche allégée
Jus de 1 petit citron
1/2 cuillerée à café de sel de mer, de succédané de sel, ou d'assaisonnement sans sel
  Poivre noir fraîchement moulu.

Epluchez le chou, coupez-le en petites lamelles, ou hachez-le finement. Dans un grand saladier, disposez le chou, le laurier et le persil. Mélangez la crème et le jus de citron. Versez l'ensemble sur le chou. Ajoutez le sel, et poivrez selon votre goût. Mélangez. *Pour 3 personnes.* (Vous pouvez garder les restes de chou pour le jour 9.)

Jour 7 - Dimanche

PETIT DEJEUNER

Jus de fruit fraîchement pressé, à volonté, jusqu'à 320 cl ; fruits juteux frais, à volonté, ou salade de fruits ; bananes lorsque vous avez particulièrement faim.
Si c'est possible, il est préférable d'étaler votre consommation de fruits tout au long de la matinée.
ou salade de fruits de votre choix, *ou* salade de fraises et de kiwis * avec coulis de fruits *.

DEJEUNER

Jus de fruits frais *ou* jus de carotte (facultatif)
Potage du jardin (voir page 145) et salade de votre choix, avec assaisonnement de votre choix, ou crêpes aux légumes *.

DINER

Cocktail de légumes frais (voir page 126)
Gâteau du berger *
Carottes au basilic *
Salade aux asperges *.

Salade de fraises et de kiwis

10 minutes.

2 oranges, pelées et séparées en tranches
2 tasses de fraises, coupées en tranches

2 beaux kiwis, pelés et coupés en tranches
1 petite banane, pelée et coupée en tranches
1 cuillerée à soupe de cassis (facultatif).

Disposez les tranches d'orange autour d'une assiette. Dans un saladier, mélangez les fraises, les kiwis et la banane. Ajoutez les cassis. Remuez doucement et disposez sur les oranges. Faites un coulis de fruits (voir ci-dessous) ; nappez-en cette salade, ou servez séparément. *Pour 2 personnes.*

Coulis de fruits

3 minutes chacun.
Voici cinq suggestions différentes. Il existe de nombreuses autres possibilités.

Broyez dans un presse-purée ou un mixer :

1/2 papaye, 1/4 de tasse de jus d'orange frais et 1/4 de cuillerée à café de noix muscade râpée ; *ou*
1 kaki et 1 banane ; *ou*
1 banane et 1/2 tasse de fraises ; *ou*
1/2 tasse de jus d'orange ou de pomme frais, et 6 à 8 dattes ; *ou*
1/2 tasse d'ananas en dés et 1 banane.

Servez sur ou avec la salade de fruits.

Crêpes aux légumes

5 minutes.
3 crêpes au froment
3 cuillerées à soupe de mayonnaise
1 concombre
1 bol de salade verte, coupée en lamelles
Assaisonnement sans sel.

Epluchez le concombre et coupez-le en bâtonnets de 12 à 15 cm de long. Faites chauffer chaque crêpe dans une poêle chaude et *sèche,* en la retournant jusqu'à ce qu'elle soit tendre, mais *pas grillée.* Etalez la mayonnaise sur la crêpe. Disposez au centre deux ou trois bâtonnets de concombre. Couvrez de salade verte, et ajoutez l'assaisonnement. Roulez la crêpe. Procédez de la même manière pour les deux autres crêpes. *Pour 1 personne.*

Gâteau du berger

90 minutes.

Farce
1/2 tasse de beurre
1 oignon blanc moyen, finement haché
1 tasse de céleri, finement haché
1/4 de tasse d'échalotes, émincées
8 tasses de dés de pain complet, rassis de préférence
2 cuillerées à café de sauge moulue
1/2 cuillerée à café de marjolaine séchée
1/2 cuillerée à café de thym séché
1/4 de cuillerée à café de paprika
1/2 cuillerée à café de sel de mer
   Poivre noir fraîchement moulu
1 cube de bouillon de légumes naturel
2 tasses d'eau bouillante.

Croûte en purée de pommes de terre
8 à 10 petites pommes de terre nouvelles, pelées et coupées en petits dés
1 branche de céleri avec feuilles
1 feuille de laurier
1 belle gousse d'ail
3 cuillerées à soupe de beurre
1/4 de tasse de crème crue
1/2 cuillerée à café de sel de mer, de succédané de sel ou d'assaisonnement sans sel
   Poivre blanc fraîchement moulu.

Epluchez les pommes de terre et plongez-les dans une grande casserole d'eau en ébullition. Ajoutez le céleri, la feuille de laurier et l'ail. Couvrez, et laissez mijoter pendant 20 minutes environ.

Pendant la cuisson des pommes de terre, préparez la farce. Dans une grande casserole, faites fondre le beurre. Ajoutez l'oignon, les échalotes, le céleri, et laissez sauter jusqu'à ce que les légumes ramollissent légèrement. Ajoutez les dés de pain, la sauge, la marjolaine, le thym, le paprika, le sel et le poivre. Mélangez. Faites fondre le cube de bouillon de légumes dans deux tasses d'eau bouillante. Ajoutez-le à la farce et mélangez. Laissez cuire dans la casserole couverte, sur feu *très doux*, en remuant fréquemment, pendant 15 minutes.

Faites préchauffer le four à 180 degrés. Egouttez les pommes de terre et réduisez-les en purée. Dans une petite poêle, faites fondre le beurre, et ajoutez la crème. Laissez chauffer, mais sans faire bouillir. Ajoutez la purée de pommes de terre, un peu de sel, poivrez selon votre goût, puis battez vigoureusement.

Mettez la farce dans un moule à manqué à revêtement antiadhésif. Recouvrez de purée de pommes de terre. Faites cuire au four pendant 30 à 45 minutes, jusqu'à ce qu'une croûte dorée se forme. Préparez la crème de champignons (voir ci-dessous) pendant la cuisson du gâteau. *Pour 4 à 6 personnes.*

Crème de champignons

15 minutes.

4 cuillerées à soupe de beurre
1 échalote, émincée
1 livre de champignons, coupés en lamelles
2 cuillerées à soupe de farine
1 tasse d'eau
2 tasses de bouillon de légumes
2 cuillerées à soupe de crème crue
1/2 cuillerée à café de sel de mer
1/4 de cuillerée à café d'ail, finement haché.

Dans une grande poêle, faites fondre deux cuillerées à soupe de beurre. Ajoutez l'échalote et les champignons, et laissez sauter en remuant jusqu'à ce que les champignons soient tendres et aient dégagé un jus brun sombre. Retirez-les de la poêle à l'aide d'une cuiller en bois. Versez le jus dans un verre et conservez-le.

Dans la même poêle, faites fondre le reste du beurre. Ajoutez la farine et mélangez à l'aide d'un fouet. Ajoutez le jus des champignons et continuez à remuer jusqu'à ce que le mélange épaississe. Versez lentement l'eau, sans cesser de remuer, puis le bouillon. Remuez bien. Ajoutez la crème, le sel, l'ail et les lamelles de champignons. Laissez cuire encore 5 minutes à petit feu et servez avec le gâteau du berger. *Pour 4 à 6 personnes.*

Carottes au basilic

25 minutes.

12 carottes moyennes, épluchées
3 cuillerées à soupe de beurre
2 cuillerées à soupe de sirop d'érable
1 ou 2 cuillerées à café de basilic frais, haché
1/4 de cuillerée à café de sel de mer.

Coupez les carottes en rondelles très fines. Placez-les dans un cuit-vapeur, couvrez, et laissez-les cuire au-dessus de l'eau bouillante pendant 10 minutes, jusqu'à ce qu'elles soient tendres, mais pas trop molles. Retirez-les de la chaleur et laissez-les de côté. Vous pouvez faire cuire les carottes longtemps à l'avance, et les ajouter aux autres ingrédients au dernier moment. Faites fondre le beurre dans une grande casserole. Ajoutez le sirop d'érable, les carottes, le basilic et le sel de mer. Remuez bien pendant 2 ou 3 minutes pour que les carottes soient bien recouvertes de sauce au beurre. *Pour 4 personnes.*

Salade aux asperges

15 minutes.

1 salade (scarole)
1/2 salade romaine
1/2 livre d'asperges.

Préparation de la salade

Lavez la salade, séchez-la et coupez-la en petits morceaux, en retirant les parties dures. Nettoyez les asperges, ne gardez que la tête et la partie la plus tendre des tiges et plongez-les dans l'eau bouillante pendant 5 minutes. Egouttez-les, et coupez-les en petits morceaux, que vous mélangerez à la salade verte.

Assaisonnement provençal

3 minutes.

3 cuillerées à soupe d'huile d'olive
1 cuillerée à soupe de jus de citron
1/2 cuillerée à café de moutarde de Dijon
Sel de mer (facultatif)
1 gousse d'ail, coupée en deux
Poivre noir fraîchement moulu.

Versez l'huile, le jus de citron, la moutarde et le sel dans un petit saladier. Piquez l'ail sur une fourchette, et battez l'assaisonnement à l'aide de cette fourchette. Versez sur la salade. Poivrez selon votre goût, et remuez bien. *Pour 4 personnes.*

Jour 8 - Lundi

Jour de salade

PETIT DEJEUNER

Jus de fruit fraîchement pressé, à volonté, jusqu'à 320 cl ; fruits juteux frais, à volonté, ou salade de fruits ; bananes lorsque vous avez particulièrement faim.
Si c'est possible, il est préférable d'étaler votre consommation de fruits tout au long de la matinée.

DEJEUNER

Vous pouvez prendre des fruits et des jus de fruits toute la journée, *ou* le plateau de fruits-légumes (voir page 131).

DINER

Cocktail de légumes frais (voir page 126), *ou* 1/2 melon, *ou* 1/2 melon d'eau
Salade de petites pommes de terre *.

Salade de petites pommes de terre
35 minutes.

6 petites pommes de terre nouvelles
2 cuillerées à soupe de beurre
1/2 cuillerée à café de sel de mer, de succédané de sel, ou d'assaisonnement sans sel
1/4 de cuillerée à café de paprika

2 tasses de fleurettes de brocoli (avec des tiges de 5 cm environ)
4 tasses de salade verte, lavée, séchée, et coupée en petits morceaux
2 tasses d'épinards crus, grossièrement hachés
1 tasse de germes de moutarde
1 tasse de chou rouge cru, finement râpé ou coupé en lamelles.

Préparation de la salade

Disposez les pommes de terre entières et non épluchées dans un cuit-vapeur, et laissez cuire au-dessus de l'eau bouillante pendant 20 minutes. Retirez alors les pommes de terre du cuit-vapeur et coupez-les en petits dés (il n'est pas indispensable de les éplucher). Mettez-les dans un grand saladier et laissez-les de côté. Faites fondre le beurre dans une petite casserole. Versez-le sur les pommes de terre et remuez. Ajoutez le sel et le paprika, et mélangez bien. Disposez les pommes de terre en une couche sur la plaque du four. Mettez la plaque sous le gril du four préchauffé. Laissez cuire 5 à 10 minutes.

Pendant ce temps, faites cuire les brocolis entiers à la vapeur durant 5 à 7 minutes. Retirez-les immédiatement de la chaleur et laissez-les refroidir.

Placez la salade verte et les épinards dans un saladier, et ajoutez les germes, puis le chou rouge. Coupez les brocolis en petites lamelles dans le sens de la longueur. Ajoutez-les aux légumes verts.

Assaisonnement onctueux

5 minutes.

1 belle gousse d'ail
2 cuillerées à soupe de jus de citron frais
1/4 à 1/2 cuillerée à café de sel de mer (facultatif)
1/4 de tasse d'huile d'olive
1/2 cuillerée à café d'origan séché
1/4 de cuillerée à café de thym séché
2 cuillerées à soupe de mayonnaise
    Poivre noir fraîchement moulu (facultatif).

Epluchez la gousse d'ail et broyez-la (si vous appréciez le parfum de l'ail), ou coupez-la en deux (si vous préférez un parfum moins prononcé). Mettez l'ail dans un petit récipient, et piquez-le sur une fourchette s'il n'est pas broyé. Ajoutez le jus de citron, le sel, l'huile d'olive, et les herbes. Ajoutez ensuite la mayonnaise, et battez à l'aide de la fourchette sur laquelle se trouve l'ail, jusqu'à ce que le mélange épaississe. Versez l'assaisonnement sur la salade, et remuez bien.

Retirez les pommes de terre du four. Ajoutez-les à la salade. Poivrez si vous le désirez, et remuez bien. *Pour 2 personnes.*

Jour 9 - Mardi

PETIT DEJEUNER

Jus de fruit fraîchement pressé, à volonté, jusqu'à 320 cl ; fruits juteux frais, à volonté, ou salade de fruits ; bananes lorsque vous avez particulièrement faim.
Si c'est possible, il est préférable d'étaler votre consommation de fruits tout au long de la matinée.

DEJEUNER

Jus de fruits frais ou jus de carotte (facultatif)
Salade Energie (voir page 124) *ou* purée d'avocat * avec branches de céleri.

DINER

Cocktail de légumes frais (voir page 126)
Légumes croustillants au beurre *, *ou* toast de pain complet beurré
Potage aux pois cassés *
Chou en sauce (voir page 147).

Purée d'avocat

5 minutes.

1 avocat
1/2 cuillerée à café d'assaisonnement aux épices sans sel
1/2 cuillerée à café de cumin
1/2 cuillerée à café d'origan séché

Coupez l'avocat en deux, retirez le noyau et prenez la pulpe avec une petite cuiller. Dans un petit saladier, mélangez la pulpe d'avocat et les condiments. Battez avec une fourchette jusqu'à ce que le mélange devienne crémeux. Si vous ne désirez pas servir immédiatement la purée d'avocat, mettez le noyau dans le saladier afin que l'avocat ne se décolore pas, couvrez hermétiquement, et placez au réfrigérateur jusqu'au moment de servir. Cette purée peut agrémenter des branches de céleri, ou d'autres légumes crus. *Pour 1 personne.*

Légumes croustillants au beurre

25 minutes.

1 chou-fleur moyen, coupé en petits bouquets
1/4 de chou rouge, coupé en lamelles
6 carottes moyennes, coupées en tranches ou en bâtonnets, ou en dés
2 courgettes moyennes, coupées en dés
2 bettes, coupées en lamelles.

Préparation des légumes

Placez le chou-fleur, le chou rouge, les carottes et les courgettes dans un cuit-vapeur, et laissez cuire au-dessus de l'eau bouillante pendant 10 minutes. Ajoutez les bettes pendant les 2 dernières minutes de cuisson.

Assaisonnement croustillant

3 minutes.

2 cuillerées à soupe de beurre
1 gousse d'ail, émincée
4 tranches de pain complet.

Emiettez le pain à l'aide d'un mixer. Faites fondre le beurre dans une grande poêle. Ajoutez l'ail et laissez sauter pour qu'il parfume le beurre. Jetez les miettes de pain dans le beurre à l'ail jusqu'à ce que le beurre soit absorbé et les miettes bien dorées.

Préparation du plat

3 cuillerées à soupe de beurre
1/2 cuillerée à café d'épices variées
1/4 de cuillerée à café de sel
Poivre noir fraîchement moulu.

Faites préchauffer le four à 250 degrés. Dans un grand saladier, mélangez les légumes cuits à la vapeur avec une cuillerée à soupe de beurre, les épices et le sel. Ajoutez le poivre si vous le désirez, et une demi-tasse d'assaisonnement croustillant. Mélangez bien. Disposez les légumes dans une casserole. Recouvrez du reste d'assaisonnement, et nappez du beurre restant. Laissez sauter pendant 5 minutes. Les restes pourront être utilisés pour les potages, les crêpes aux légumes ou les toasts aux légumes. *Pour 4 personnes.*

Potage aux pois cassés ✓

1 h 40.

2 cuillerées à soupe de beurre
1 cuillerée à soupe d'huile de tournesol
1 tasse de carottes grossièrement hachées
1 tasse de céleri, grossièrement haché
1 tasse 1/2 d'oignon, grossièrement haché
1 belle gousse d'ail, émincée
2 tasses de chou, coupé en fines lamelles
10 tasses d'eau
2 tasses de pois cassés
1 cuillerée à café de basilic séché
1 cuillerée à café de thym séché
1 cuillerée à café de marjolaine séchée
1/2 cuillerée à café d'origan séché
1/2 cuillerée à café de sarriette séchée
1 pincée de sauge séchée
1/4 de cuillerée à café de coriandre moulu
1/2 cuillerée à café de sel de mer (facultatif)
1/4 de cuillerée à café de succédané de sel ou d'assaisonnement sans sel
    Poivre noir fraîchement moulu selon goût
1 cube de bouillon de légumes
4 cuillerées à soupe de persil, haché.

Faites chauffer le beurre et l'huile ensemble dans une grande casserole. Ajoutez les carottes, le céleri, l'oignon, l'ail et le chou et laissez sauter quelques minutes en remuant fréquemment. Ajoutez l'eau, les pois cassés, les condiments et le bouillon. Amenez à ébullition. Couvrez et laissez mijoter sur feu moyen pendant 1 heure et demie, en remuant fréquemment. Ajoutez le persil. (Vous pouvez très facilement congeler ce potage.) *Pour 8 personnes.*

Jour 10 - Mercredi

PETIT DEJEUNER

Jus de fruit fraîchement pressé, à volonté, jusqu'à 320 cl ; fruits juteux frais, à volonté, ou salade de fruits ; bananes lorsque vous avez particulièrement faim. Si c'est possible, il est préférable d'étaler votre consommation de fruits tout au long de la matinée.

DEJEUNER

Jus de fruits frais ou jus de carotte (facultatif)
Sandwich bien associé (voir page 124), *ou* légumes crus avec sauce au beurre végétal (voir page 134), *ou* noix et concombre (voir page 138).

DINER

Cocktail de légumes frais (voir page 126)
Pâtes aux légumes à la poêle *
Salade César (voir page 140, sans croûtons, si vous le désirez)
Maïs délicieux sur l'épi *.

Pâtes aux légumes à la poêle

25 minutes.

4 cuillerées à soupe d'huile de tournesol
1 cuillerée à café d'ail, émincé
1/2 cuillerée à café de gingembre frais (facultatif)
2 tasses de chou, coupé en lamelles

1 tasse d'échalotes, émincées
2 tasses d'aubergines, coupées en petits bâtonnets
1 tasse de petits pois
2 tasses de fleurettes de brocoli
4 tasses de pâtes complètes cuites, froides.

Faites cuire les brocolis à la vapeur pendant 5 minutes. Chauffez la poêle pendant quelques minutes tout en préparant vos légumes. Versez une cuillerée à soupe d'huile et remuez la poêle pour que l'huile nappe bien le fond. Ajoutez l'ail et le gingembre, puis immédiatement tous les légumes. Faites revenir à feu vif, en ajoutant une ou deux cuillerées à soupe d'eau si nécessaire pour que les légumes restent souples. Laissez cuire jusqu'à ce que les légumes prennent une teinte vive (environ 8 minutes), puis disposez-les dans un grand plat. Nettoyez la poêle et remettez-la sur feu moyen.

Sauce

3 minutes.

1 cuillerée à soupe de sauce au soja ou de tamari
1 cuillerée à café de jus de citron frais ou de sherry sec
1 cuillerée à soupe d'huile de sésame
2 cuillerées à soupe de sauce barbecue
1 cuillerée à café de miel
1/2 cuillerée à café de curry en poudre.

Mélangez tous les ingrédients dans un petit saladier. Remuez bien, et laissez de côté.

Faites chauffer trois cuillerées à soupe d'huile dans une poêle brûlante. Ajoutez les pâtes, et laissez-les sauter jusqu'à ce qu'elles soient chaudes. Ajoutez alors les légumes et la sauce. Mélangez soigneusement. Servez sans attendre. *Pour 2 personnes.*

Maïs délicieux sur l'épi

7 minutes.

4 épis de maïs
Beurre
Sel de mer, succédané de sel, ou assaisonnement sans sel.

Gardez toujours les épis de maïs épluchés au réfrigérateur. Ils conserveront ainsi bien mieux leur fraîcheur et leur goût. Faites bouillir de l'eau. Ajoutez les épis de maïs, et laissez bouillir exactement 5 minutes. Disposez-les ensuite sur un plat, et ajoutez le beurre et le sel de mer. *Pour 2 à 4 personnes.*

Jour 11 - Jeudi

Jour de salade

N'oubliez pas que, pour n'importe quel dîner, vous pouvez utiliser la salade de votre choix.

PETIT DEJEUNER

Jus de fruit fraîchement pressé, à volonté, jusqu'à 320 cl ; fruits juteux frais, à volonté, ou salade de fruits ; bananes lorsque vous avez particulièrement faim.
Si c'est possible, il est préférable d'étaler votre consommation de fruits tout au long de la matinée.

DEJEUNER

Jus de fruits frais ou jus de carotte (facultatif)
Vous pouvez poursuivre par des fruits, une salade de fruits *ou* le plateau de fruits-légumes (voir page 131)
Si vous le désirez, vous pouvez prendre en plus des légumes crus.

DINER

1 pamplemousse entier
Salade texane *.

Salade texane

40 minutes.

3 tasses de haricots verts à l'ail (voir page 129)
280 à 300 grammes de steak (filet, faux-filet, entrecôte, romsteck, ou tout autre morceau que vous appréciez)
2 cuillerées à soupe d'huile de tournesol
1 petit oignon, émincé
4 tasses de salade verte, laitue de préférence, lavée, séchée et coupée en petits morceaux
2 tasses de feuilles d'épinards crus
3 beaux champignons, coupés en lamelles.

Préparation de la salade

Préparez les haricots verts à l'ail. Pendant la cuisson des haricots, faites griller le steak à la cuisson qui vous convient. Coupez la viande en lamelles et laissez-la de côté. Chauffez l'huile dans une petite poêle. Faites-y sauter l'oignon jusqu'à ce qu'il soit légèrement doré. Placez la salade et les épinards dans un grand saladier. Ajoutez la viande, les haricots verts, l'oignon et les champignons.

Assaisonnement dijonnais

3 minutes.

3 cuillerées à soupe d'huile d'olive
1 cuillerée à soupe de jus de citron
3/4 de cuillerée à café de moutarde de Dijon
1/2 cuillerée à café de sel de mer, de succédané de sel, ou d'assaisonnement sans sel (facultatif)
1/4 de cuillerée à café d'épices variées (facultatif)
Poivre noir fraîchement moulu.

Dans un petit saladier, battez énergiquement l'huile, le jus de citron, et la moutarde, jusqu'à ce que le mélange devienne mousseux. Ajoutez le sel et les épices, si vous le souhaitez. Versez sur la salade. Poivrez selon votre goût. Mélangez bien. *Pour 2 personnes.*

■ Vous pouvez prendre un fruit avant de vous coucher, à condition que quatre heures au moins se soient écoulées depuis le dîner.

Jour 12 - Vendredi

PETIT DEJEUNER

Jus de fruit fraîchement pressé, à volonté, jusqu'à 320 cl ; fruits juteux frais, à volonté, ou salade de fruits ; bananes lorsque vous avez particulièrement faim.
Si c'est possible, il est préférable d'étaler votre consommation de fruits tout au long de la matinée.

DEJEUNER

Jus de fruits frais ou jus de carotte (facultatif)
Salade Energie (voir page 124), *ou* petit pain complet fourré *.

DINER

Cocktail de légumes frais (voir page 126)
Légumes au curry *, *ou* filets de poisson grillés * et concombre au laurier *
Sauce à la courgette *.

Petit pain complet fourré

15 minutes.

Quelques feuilles de salade verte, nettoyée et séchée
Quelques feuilles d'épinards
1 petite tomate (facultatif) (si vous n'avez pas l'intention de consommer votre sandwich immédiatement, il est peut-être préférable de vous passer de la tomate, qui risquerait d'imbiber le pain)
1 branche de céleri

1/2 petit concombre *ou* 1 gros cornichon
1 petite carotte
1/2 avocat (facultatif)
2 tasses de germes frais au choix (facultatif)
1 à 2 cuillerées à soupe de mayonnaise
1/2 cuillerée à café de moutarde ou de tamari
  Jus de 1 citron
  Sel de mer, succédané de sel, ou assaisonnement sans sel (facultatif)
2 petits pains complets.

Hachez finement la salade, les épinards, la tomate, le céleri et le concombre, et mélangez ces ingrédients dans un petit saladier. Epluchez et râpez la carotte et coupez l'avocat en dés. Ajoutez-les aux autres légumes. Ajoutez ensuite les germes, puis la mayonnaise, la moutarde ou le tamari, le jus de citron, et le sel selon votre goût. Mélangez bien. Fourrez les petits pains légèrement chauds. Enveloppez dans des feuilles de plastique alimentaire, et laissez-les au réfrigérateur jusqu'à l'heure du repas. *Pour 2 personnes.*

■ Chauffez rapidement les petits pains au four mais sans les faire dessécher ni griller. Coupez chaque petit pain dans le sens de la longueur et garnissez-le de vos légumes favoris. Les salades ou les légumes cuits à la vapeur sont excellents dans un sandwich de ce genre. Utilisez de préférence des légumes assez secs, car s'ils sont trop juteux, ils imbiberont le pain.

Légumes au curry

30 minutes.

Voici une recette indienne authentique que je tiens d'une amie, cuisinière de grand talent, qui habite Bombay. C'est un curry sec. La variante avec curry en sauce vous est présentée ensuite.

2 cuillerées à café d'huile de tournesol ou de beurre
1/2 cuillerée à café de graines de moutarde (facultatif)
1 cuillerée à soupe de piment vert émincé, ou de poivron vert, haché
  (utilisez le piment si vous aimez les plats très épicés)
1 petit chou-fleur, détaché en bouquets
1/4 à 1/2 cuillerée à café de sel de mer
1 cuillerée à café de coriandre en poudre
1/8 de cuillerée à café de curry
1 cuillerée à soupe d'eau
1 tasse 1/2 de petits pois congelés
3 cuillerées à soupe de noix de coco, finement râpée

2 cuillerées à soupe de ciboulette fraîche, finement hachée
Jus de 1/2 petit citron.

Préparation des légumes

Dans une grande casserole, faites chauffer l'huile ou le beurre. Ajoutez les graines de moutarde, le piment ou le poivron ; ajoutez ensuite le chou-fleur. Couvrez et laissez cuire sur feu *très doux,* en ajoutant le sel de mer, la coriandre et le curry au cours de la cuisson. Remuez fréquemment. Ajoutez de l'eau si les légumes commencent à adhérer à la casserole. Laissez cuire 5 à 10 minutes, en remuant souvent, jusqu'à ce que le chou-fleur soit tendre. Ajoutez les petits pois, remuez bien et laissez encore cuire 3 ou 4 minutes. Ajoutez la noix de coco, la ciboulette et le jus de citron, sans cesser de remuer. Mélangez bien et laissez chauffer sur feu doux pendant quelques minutes. *Pour 3 à 4 personnes.*

Variante avec curry en sauce

Passez la noix de coco au mixer, avec un quart de cuillerée à café de cumin, une petite tranche de gingembre frais, une ou deux gousses d'ail, une cuillerée à café de coriandre, une pincée de curry, et recouvrez le tout d'eau. Battez. Ajoutez ce mélange aux légumes vers la fin de leur cuisson, au moment où vous mettez les petits pois. Laissez cuire 3 ou 4 minutes avant d'ajouter la ciboulette et le jus de citron.

Filets de poisson grillés

10 minutes.

2 filets de 225 g de poisson (saumon, maquereau, espadon, brochet, carpe, ou autres poissons à filets épais)
2 cuillerées à soupe de beurre fondu ou d'huile d'olive
5 ou 6 gouttes de Tabasco ou de poivre de Cayenne
1/4 de cuillerée à café de sel de mer, de succédané de sel ou d'assaisonnement sans sel
Poivre noir fraîchement moulu (facultatif)
2 cuillerées à café de jus de citron frais.

Préchauffez le gril. Nettoyez et épongez les filets de poisson. Mélangez tous les autres ingrédients dans un petit saladier. Placez le gril à 12 centimètres environ de la flamme.

Posez-y le poisson. Laissez griller environ 3 ou 4 minutes de chaque côté en l'arrosant avec la sauce. *Pour 2 personnes.*

✓ **Concombre au laurier**

15 minutes.

1 concombre, épluché, égrené, et coupé en fines tranches
1/2 à 3/4 de tasse de crème fraîche allégée selon la taille du concombre
2 cuillerées à soupe de jus de citron frais
1 cuillerée à café d'échalotes émincées
2 cuillerées à soupe de laurier frais, haché, *ou* 1 cuillerée à café de laurier séché
1/4 de cuillerée à café de sel de mer, de succédané de sel, ou d'assaisonnement sans sel.

Mélangez tous les ingrédients. Remuez bien. Laissez au réfrigérateur jusqu'au moment du repas. Vous pouvez servir ce plat comme salade ou comme sauce pour le poisson grillé. *Pour 2 personnes.*

Sauce à la courgette

30 minutes.

1 courgette moyenne
1 cuillerée à soupe de beurre
4 carottes moyennes, finement râpées
1 échalote émincée
1/4 de tasse de raisins de Corinthe (facultatif)
1/2 tasse d'eau
1 cuillerée à café de laurier frais haché (facultatif)
2 cuillerées à soupe de sirop d'érable (facultatif)
1 cuillerée à café de cannelle en poudre
1/2 cuillerée à café de sel de mer (facultatif)
1/4 de cuillerée à café de poivre blanc fraîchement moulu.

Coupez la courgette en deux dans le sens de la longueur. Retirez les pépins, et disposez les deux moitiés, pulpe tournée vers le bas, dans un cuit-vapeur couvert. Laissez cuire au-dessus de l'eau bouillante pendant environ 20 minutes, jusqu'à ce que la courgette soit tendre. Laissez légèrement refroidir.
Dans une grande casserole, faites fondre le beurre. Ajoutez les carottes, l'échalote et les raisins de Corinthe, et

faites rapidement sauter. Ajoutez l'eau, couvrez la casserole, et laissez mijoter jusqu'à ce que les carottes soient presque tendres. Ajoutez le laurier, le sirop d'érable, la cannelle, le sel et le poivre. Ajoutez ensuite la courgette et mélangez bien. Laissez mijoter dans la casserole couverte, sur feu doux pendant 10 minutes, puis découvrez et laissez encore mijoter en remuant fréquemment, jusqu'à ce que toute l'eau soit absorbée. Servez avec les légumes au curry. *Pour 6 personnes.*

———————

Jour 13 - Samedi

Jour de salade

PETIT DEJEUNER

Jus de fruit fraîchement pressé, à volonté, jusqu'à 320 cl ; fruits juteux frais, à volonté, ou salade de fruits ; bananes lorsque vous avez particulièrement faim.
Si c'est possible, il est préférable d'étaler votre consommation de fruits tout au long de la matinée.

DEJEUNER

Fruits et jus de fruits tout au long de la journée, *ou* salade de fruits à la cannelle *.

DINER

Cocktail de légumes frais (voir page 126), *ou* 1 papaye, *ou* 1 part de pastèque, de 3 à 6 cm d'épaisseur
Légumes à la californienne *.

√

Salade de fruits à la cannelle

10 minutes.

2 pommes, épluchées, épépinées et coupées en tranches
1/2 cuillerée à café de cannelle (facultatif)
2 oranges, épluchées et séparées en tranches
2 bananes, coupées en rondelles
2 cuillerées à soupe de raisins de Corinthe
1/4 à 1/2 tasse de jus d'orange ou de pomme frais (facultatif).

Dans un grand saladier, remuez les pommes dans la cannelle jusqu'à ce qu'elles soient bien recouvertes. Ajoutez ensuite les oranges et les bananes, puis les raisins et le jus de fruit, et mélangez bien. Dans cette salade, les raisins de Corinthe sont utilisés pour augmenter la proportion de sucre dans votre repas. En effet, les fruits n'étant pas toujours aussi sucrés que l'on pourrait l'espérer, les raisins accroissent la valeur énergétique de cette salade. Cette étincelle supplémentaire est de *l'énergie ! Pour 2 personnes.*

Légumes à la californienne

45 minutes.

1 tasse de carotte, coupée en dés
1 tasse de haricots verts frais ou congelés, coupés en petits morceaux
1 tasse de petits pois frais ou congelés
1 tasse de maïs frais ou congelé
6 tasses de salade batavia, grossièrement hachée
1 tasse de gruyère coupé en petites lamelles
1/2 tasse d'olives noires dénoyautées et coupées en deux
   Sauce tomate fraîche (voir ci-dessous)
   Purée d'avocat (voir page 157)
   Crème fraîche allégée (facultatif).

Préparation des légumes

Placez les dés de carotte et les haricots verts dans un cuit-vapeur couvert, et laissez cuire au-dessus de l'eau bouillante pendant 10 minutes. Ajoutez les petits pois et le maïs, et laissez cuire 5 minutes, jusqu'à ce que tous les légumes soient tendres. Si vous utilisez des légumes frais, vous pouvez faire cuire les carottes et les haricots verts entiers, puis les couper. Si vous utilisez du maïs frais, vous pouvez le faire cuire à la vapeur ou à l'eau chaude 5 minutes, avant de détacher les grains de l'épi. Si vous n'utilisez que des légumes congelés, le temps de cuisson sera réduit d'environ un tiers. Mélangez les légumes dans un grand saladier, et laissez-les de côté.

Sauce tomate fraîche

15 minutes.

3 tomates
3 cuillerées à soupe d'huile d'olive
1/2 tasse d'oignon, émincé

1 petit piment vert, émincé (facultatif)
1 petit poivron rouge, émincé
1 petit poivron vert, émincé
3 cuillerées à soupe de ciboulette fraîche hachée
1 gousse d'ail, émincée (facultatif)
1/2 cuillerée à café de sel de mer, de succédané de sel, ou d'assaisonnement sans sel (facultatif).

Plongez les tomates dans l'eau bouillante pendant quelques secondes. Retirez-les de l'eau et épluchez-les, puis coupez-les en petits dés. Faites chauffer l'huile dans une petite poêle. Mettez-y l'oignon, et laissez sauter jusqu'à ce qu'il commence à dorer. Ajoutez le piment et les poivrons, et faites revenir, en remuant fréquemment, jusqu'à ce qu'ils prennent une couleur vive. Ajoutez la ciboulette et l'ail. Laissez légèrement refroidir les légumes, puis ajoutez-les aux tomates dans un petit saladier. Ajoutez le sel et mélangez bien.

Préparation de la salade

Mélangez la moitié des légumes à la salade verte. Ajoutez la moitié de la sauce tomate à ce mélange, et remuez bien. Versez le reste de la sauce tomate, à l'exception d'un quart de tasse, dans les légumes. Nappez de purée d'avocats. Recouvrez du reste de légumes. Ajoutez si vous le souhaitez un peu de crème fraîche. Versez le reste de sauce tomate. Garnissez d'olives noires et parsemez de lamelles de fromage.

Si vous désirez un assaisonnement plus crémeux, mélangez un quart de tasse de mayonnaise à deux cuillerées à soupe de ketchup ou de sauce barbecue, et mélangez le tout aux légumes et à la salade.

■ Placez 1 banane épluchée dans un récipient de plastique hermétique ou dans un sac de plastique au freezer en vue de la purée de fruits que vous confectionnerez demain.

Jour 14 - Dimanche

PETIT DEJEUNER

Jus de fruit fraîchement pressé, à volonté, jusqu'à 320 cl ; fruits juteux frais, à volonté, ou salade de fruits ; bananes lorsque vous avez particulièrement faim.
Si c'est possible, il est préférable d'étaler votre consommation de fruits tout au long de la matinée.
ou purée de fruits *.

DEJEUNER

Jus de fruits frais ou jus de carotte (facultatif)
Sandwich bien associé (voir page 124) *ou* légumes toastés *
et branches de céleri *ou* salade Energie (voir page 124).

DINER

Potage au chou-fleur et aux petits pois *
Crêpes Verdurette * *ou* jambon et beurre cru
Salade verte à la parisienne (voir page 129).

Purée de fruits

5 minutes.

1 tasse de jus d'orange ou de pomme frais
1 banane
1/4 de papaye, 1 pomme, 1 pêche, ou 1 tasse de fraises, ou 1 ou 2 tasses des fruits que vous préférez.

Placez le jus de fruits, la banane et les fruits de votre choix dans un mixer. Pressez en purée. *Pour 1 personne.*

Légumes toastés

15 minutes.

1 tasse de légumes variés cuits à la vapeur (haricots verts, carottes, et chou-fleur, par exemple)
1 ou 2 cuillerées à soupe de mayonnaise
1/4 de cuillerée à café de sel de mer, de succédané de sel ou d'assaisonnement sans sel
1 cuillerée à soupe de beurre
2 tranches de pain complet
1/2 tasse d'endives crues émincées.

Passez au mixer les légumes cuits. Mélangez-les à la mayonnaise. Salez. Beurrez le pain. Répartissez les légumes sur la face non beurrée de chaque tranche de pain. Recouvrez d'endives et de la deuxième tranche de pain, face beurrée tournée vers l'extérieur. Mettez dans un gril double, et faites cuire 3 minutes de chaque côté sur feu fort. *Pour 1 personne.*

Potage au chou-fleur et aux petits pois

40 minutes.

5 tasses d'eau
1 oignon blanc moyen, grossièrement haché
1 branche de céleri, hachée
2 échalotes, hachées
1 chou-fleur moyen, détaché en petits bouquets
1 cuillerée à café de sel de mer (facultatif)
1 cube de bouillon de légumes
2 tasses de petits pois frais ou congelés
1 cuillerée à café de laurier séché *ou* 2 cuillerées à café de laurier frais
1 cuillerée à soupe de persil haché
1 cuillerée à café de basilic séché
1/4 de cuillerée à café de sauge séchée
1/4 de cuillerée à café de ciboulette hachée (facultatif)
2 cuillerées à café de beurre
1/2 cuillerée à café de succédané de sel ou d'assaisonnement sans sel (facultatif).

Amenez l'eau à ébullition dans une grande marmite. Mettez-y l'oignon, le céleri, les échalotes, le chou-fleur, le sel et le cube de bouillon. Laissez mijoter dans la marmite couverte pendant 15 minutes. Ajoutez les petits pois, le laurier, le persil, le basilic, la sauge et la ciboulette, et faites encore bouillonner 10 minutes. Retirez le couvercle, et laissez légèrement refroidir. Pressez les légumes dans un presse-purée ou un mixer de manière à obtenir un mélange moelleux. Faites réchauffer, après avoir ajouté le beurre. *Pour 3 personnes.*

■ Si vous préférez avoir des morceaux de légumes dans votre potage, vous pouvez mettre de côté deux tasses de légumes avant de passer le reste au mixer, et les ajouter au moment où vous faites réchauffer le potage.

Crêpes Verdurette

25 minutes.

Un plat amusant, délicieux, et extrêmement nourrissant.

6 crêpes de froment
1 cuillerée à soupe de beurre (facultatif)
Un assortiment de légumes cuits à la vapeur, 6 à 7 tasses de ceux que vous préférez :
Brocolis, coupés en petits bâtonnets en conservant les fleurettes,
Bouquets de chou-fleur
Choux de Bruxelles, coupés en deux ou en quatre
Asperges entières, dont vous retirez l'extrémité dure
Courgettes, coupées en petites rondelles
3 tasses de salade verte, hachée, ou d'endives
1 avocat, écrasé ou coupé en tranches
2 cuillerées à soupe de mayonnaise ou de moutarde
Epices ou assaisonnement sans sel
2 cuillerées à soupe d'huile de tournesol ou d'olive
Jus de citron.

Placez les légumes dans le cuit-vapeur couvert, et laissez cuire 5 à 7 minutes au-dessus de l'eau bouillante, jusqu'à ce qu'ils soient tendres lorsque vous les piquez du bout d'un couteau. Mélangez-les dans un grand saladier. Arrosez d'huile de tournesol ou d'huile d'olive et de jus de citron, si vous le désirez. Faites chauffer les crêpes dans une poêle chaude et *sèche,* une par une, jusqu'à ce qu'elles soient moelleuses. Placez-les entre deux assiettes avec une petite noix de beurre, sur chaque galette. Disposez les endives ou la salade et l'avocat dans deux petits saladiers. Assaisonnez-les avec la mayonnaise et les épices ou les condiments. Mettez également le saladier de légumes sur la table. Chaque personne peut ainsi se servir selon ses goûts. *Pour 2 personnes.*

Jour 15 - Lundi

PETIT DEJEUNER

Jus de fruit fraîchement pressé, à volonté, jusqu'à 320 cl ; fruits juteux frais, à volonté, ou salade de fruits ; bananes lorsque vous avez particulièrement faim.
Si c'est possible, il est préférable d'étaler votre consommation de fruits tout au long de la matinée.

DEJEUNER

Jus de fruits frais ou jus de carotte (facultatif)
Salade Energie (voir page 124), avec 1 tranche de pain complet toasté et beurré, *ou* fromage blanc, si vous le désirez.

DINER

Cocktail de légumes frais, si vous le souhaitez (voir page 126)
Bisque de carottes et de poireaux *
Salade de pâtes à la marinade *
Salade verte à la parisienne (voir page 129), *ou* concombre au laurier (voir page 168).

Bisque de carottes et de poireaux
30 minutes.

5 tasses d'eau
5 tasses de carottes, coupées en rondelles
1 gousse d'ail émincée

1 petit oignon blanc, haché
2 branches de céleri, coupées en lamelles
2 beaux poireaux, coupés en rondelles
2 cuillerées à café de basilic séché
1/4 de cuillerée à café de sauge séchée
1/4 de cuillerée à café de thym séché
1 cube de bouillon de légumes
1 cuillerée à soupe de beurre.

Garniture
3 cuillerées à soupe de crème fraîche allégée (facultatif)
1 cuillerée à soupe de ciboulette hachée (facultatif)

Amenez l'eau à ébullition dans une marmite. Mettez-y tous les ingrédients, à l'exception du beurre et de la garniture. Couvrez et laissez bouillonner 20 minutes, jusqu'à ce que les légumes soient tendres. Retirez une demi-tasse de carottes à l'aide d'une écumoire. Réduisez les autres ingrédients en purée. Remettez sur le feu. Ajoutez les carottes et le beurre. Réchauffez et servez. Vous pouvez garnir ce potage d'un peu de crème fraîche et de ciboulette. Cette bisque est également excellente froide. *Pour 3 personnes.*

Salade de pâtes à la marinade

45 minutes.

3 tasses de fleurettes de brocoli
2 tasses d'asperges, coupées en tranches en diagonale
2 tasses d'aubergine, coupée en rondelles.

Préparation des légumes

Placez les brocolis, les asperges et l'aubergine dans un cuit-vapeur, couvert, et laissez cuire au-dessus de l'eau bouillante pendant 10 minutes, jusqu'à ce que les légumes soient juste tendres lorsque vous les piquez de l'extrémité d'un couteau. Retirez alors les légumes de la chaleur et laissez-les de côté.

Préparation des champignons

2 cuillerées à café d'huile d'olive
1 grosse échalote, émincée
2 tasses de champignons, coupés en lamelles
  Jus de citron frais (quelques gouttes)

Faites chauffer l'huile dans une grande poêle. Ajoutez

l'échalote et les champignons. Laissez sauter 3 ou 4 minutes. Arrosez les champignons de jus de citron, et laissez de côté.

Marinade

3 minutes.

1/4 de tasse d'huile d'olive
1 cuillerée à soupe de jus de citron frais (facultatif)
1/2 cuillerée à café d'origan séché
1/2 cuillerée à café de basilic séché *ou* 2 cuillerées de basilic frais
1/2 cuillerée à café de sel de mer, de succédané de sel, ou d'assaisonnement sans sel
Poivre noir fraîchement moulu
1 gousse d'ail, coupée en deux ou émincée.

Mélangez l'huile, le jus de citron, l'origan, le basilic, le sel, le poivre et l'ail dans un petit saladier. Remuez bien. Mélangez les légumes et les champignons dans un grand saladier. Ajoutez la marinade, et remuez doucement. Vous pouvez alors laisser les légumes au réfrigérateur quelques heures ou même toute la nuit.

Pâtes

15 minutes.

1/2 livre de pâtes aux céréales complètes
1/4 de tasse de poivron rouge coupé en lamelles, ou de tomate coupée en tranches minces
1/2 tasse de cerfeuil, de persil frais, ou de ciboulette fraîche, hachés
1/4 de tasse de petites olives noires, dénoyautées.

Faites bouillir un litre et demi d'eau dans une grande casserole. Ajoutez les pâtes et laissez mijoter sans couvrir, pour obtenir une cuisson *al dente,* soit 10 à 12 minutes. Vous pouvez ajouter 1 cuillerée à soupe d'huile d'olive à l'eau avant l'ébullition. Lorsque les pâtes sont prêtes, ajoutez une tasse d'eau froide dans la casserole pour interrompre l'ébullition. Egouttez immédiatement, et mélangez aux légumes marinés. Ajoutez le poivron ou la tomate, puis les olives, et remuez. Saupoudrez de cerfeuil, de persil ou de ciboulette. Mélangez doucement. *Pour 3 personnes.*

■ Avant de vous coucher, placez 2 bananes épluchées au freezer pour le cocktaii du lendemain.

Jour 16 - Mardi

Une journée tout-fruits
pour un amaigrissement maximal !

Vous êtes maintenant suffisamment désintoxiqué pour que cette journée tout-fruits vous soit agréable et vous redonne de l'énergie. Répartissez votre consommation de fruits comme vous le voulez dans la journée. Prenez un ou deux repas à base de fruits, après avoir bu du jus de fruit le matin (il est plus facile de consommer uniquement des fruits toute la journée si vous avez bu du jus de fruit au petit déjeuner). Vous pouvez également choisir de consommer des fruits à intervalles réguliers tout au long de la journée. Ne mangez que lorsque vous avez faim. Les fruits apportent à l'organisme l'énergie dont il a besoin sans le fatiguer, par conséquent, il est possible que vous n'ayez pas très faim. Mais vous vous sentirez sans aucun doute léger et dynamique.

PETIT DEJEUNER

Jus de fruits frais.

DEJEUNER

Fruits.

DINER

Cocktail de fraises * et d'autres fruits, 1 heure et demie à 2 heures plus tard, si vous en avez envie. Vous pouvez remplacer le cocktail par le plateau de fruits-légumes (voir page 131).

Cocktail de fraises

3 minutes.

Ces « cocktails » à base de lait végétal et de fruits sont des aliments très « reposants » après une journée de consommation de fruits exclusivement. Nous ne vous les conseillons pas pour les jours où vous prenez également des aliments cuits.

1 tasse de lait d'amande frais (voir ci-dessous)
2 bananes mises dans le freezer la veille
6 fraises fraîches ou congelées.

Passez le lait d'amande et les fruits au mixer. Mélangez jusqu'à ce que vous obteniez un liquide épais et crémeux. Si vous préférez un cocktail plus léger, n'utilisez qu'une banane. *Pour 1 grand verre.*

Lait d'amandes fraîches

10 minutes.

1/4 de tasse d'amandes crues
1 tasse d'eau froide
2 cuillerées à café de sirop d'érable (facultatif).

Blanchissez les amandes en les plongeant dans une casserole contenant 2 centimètres d'eau bouillante, et en les y laissant 30 secondes. Egouttez et épluchez. Placez les amandes blanchies dans un mixer avec une tasse d'eau froide. Faites tourner le mixer à grande vitesse pendant 2 ou 3 minutes, jusqu'à ce qu'un lait épais et blanc soit formé. Si vous voulez boire immédiatement le lait d'amandes, passez-le dans un tamis fin. S'il y a beaucoup de pulpe, c'est que vous ne l'avez pas suffisamment battu. Si vous désirez utiliser le lait dans un cocktail, il n'est pas nécessaire de le tamiser.

■ Ce lait végétal remplace très agréablement celui de vache. Il représente une excellente source de calcium facile à assimiler et il est réellement délicieux !

———————————

Jour 17 - Mercredi

PETIT DEJEUNER

Jus de fruit fraîchement pressé, à volonté, jusqu'à 320 cl ; fruits juteux frais, à volonté, ou salade de fruits ; bananes lorsque vous avez particulièrement faim.
Si c'est possible, il est préférable d'étaler votre consommation de fruits tout au long de la matinée.

DEJEUNER

Jus de fruits frais ou jus de carotte (facultatif)
Salade Energie (voir page 124), *ou* noix et concombre (voir page 138).

DINER

Cocktail de légumes frais, si vous le souhaitez (voir page 126)
Potage Dallas
Crêpes New York aux légumes (voir page 136), *ou* maïs délicieux sur l'épi (voir page 161)
Chou à l'ancienne *

Potage Dallas

60 minutes.

8 tasses d'eau
1 branche de céleri, hachée
1 bel oignon blanc, haché
2 belles carottes, coupées en rondelles minces

1 belle carotte, finement râpée
1 pomme de terre moyenne, épluchée et coupée en dés
2 tasses de chou-fleur, haché, *ou* 2 tasses de maïs frais ou congelé
4 branches de brocoli, épluchées et coupées en petits dés (facultatif)
2 tasses de courgettes, épluchées et coupées en dés
3 tasses de chou finement émincé
1 belle aubergine, coupée en rondelles
1 cube de bouillon de légumes
1/2 cuillerée à café de sel de mer, de succédané de sel, ou d'assaisonnement sans sel
Poivre noir fraîchement moulu
1 pincée de poivre de Cayenne
1/4 de cuillerée à café de cumin en poudre
1 cuillerée à café d'origan séché
4 crêpes
1/4 de tasse de ciboulette fraîche, hachée
Oignons sauce barbecue (voir ci-dessous).

Préparation du potage

Faites bouillir l'eau dans une marmite. Ajoutez le céleri, l'oignon, les carottes et la pomme de terre. Couvrez, et laissez bouillonner 8 minutes. Ajoutez le chou-fleur, les brocolis et les courgettes, couvrez et laissez mijoter 12 minutes.

Oignons sauce barbecue

2 cuillerées à soupe d'huile de tournesol
1 bel oignon blanc, coupé en tranches
2 cuillerées à soupe de sauce barbecue.

Chauffez l'huile dans une grande poêle. Ajoutez l'oignon, et faites-le revenir jusqu'à ce qu'il commence à blondir. Ajoutez la sauce barbecue, et continuez à faire sauter, en remuant fréquemment, jusqu'à ce que l'oignon soit bien doré. (Si vous désirez manger des crêpes New York aux légumes demain, vous pouvez conserver 1/4 de tasse d'oignons.)

Confection du potage

Ajoutez le chou et l'aubergine au potage. Amenez de nouveau à ébullition et ajoutez le bouillon de légumes, le sel, le poivre et le cumin. Ajoutez ensuite les oignons sauce barbecue, et laissez bouillonner 5 minutes.

Faites chauffer les crêpes dans une poêle brûlante et *sèche.* Coupez-les en grosses lanières. Ajoutez-les au potage. Puis ajoutez la ciboulette, et vérifiez l'assaisonnement. (Vous pouvez conserver les restes de potage pour le déjeuner du week-end.) *Pour 5 personnes.*

Chou à l'ancienne

20 minutes.

1 petit chou, râpé ou coupé en tranches fines
1/4 de tasse d'eau bouillante
   Sel de mer, succédané de sel, ou assaisonnement sans sel
1 belle carotte, épluchée et finement râpée
1 petit poivron vert, coupé en lamelles très fines
   Jus de 1 petit citron
1/4 de tasse de laurier frais haché, *ou* 2 cuillerées à soupe de laurier séché
1 ou 2 tasses de mayonnaise.

Versez l'eau bouillante sur le chou. Ajoutez le sel et travaillez avec deux fourchettes pour ramollir le chou. Ajoutez la carotte et le poivron vert, puis le jus de citron, le laurier et la mayonnaise. Mélangez bien. Placez au réfrigérateur. Ce plat peut se conserver plusieurs jours au réfrigérateur. S'il y a des restes, conservez-le pour les crêpes New York aux légumes !

Jour 18 - Jeudi

PETIT DEJEUNER

Jus de fruit fraîchement pressé, à volonté, jusqu'à 320 cl ; fruits juteux frais, à volonté, ou salade de fruits ; bananes lorsque vous avez particulièrement faim.
Si c'est possible, il est préférable d'étaler votre consommation de fruits tout au long de la matinée.

DEJEUNER

Jus de carotte ou jus de fruits frais (facultatif)
Crêpes New York aux légumes (voir page 136), *ou* salade Energie (voir page 124).

DINER

Cocktail de légumes frais, si vous le désirez (voir page 126)
Poulet rôti à l'ail * *ou* pommes de terre au beurre cru
Champignons sautés délicieux *
Aubergine à la sauce vinaigrette au basilic *.

Poulet rôti à l'ail

25 minutes.

1 blanc de poulet (180 g environ) coupé en deux, sans la peau
1/2 cuillerée à café d'ail émincé
1 cuillerée à soupe de jus de citron frais
1 cuillerée à café de moutarde de Dijon
1/2 cuillerée à café de sel de mer, de succédané de sel, ou d'assaisonnement sans sel
Poivre noir fraîchement moulu.

Mélangez tous les ingrédients de la sauce dans un bol. Arrosez-en le poulet. Faites-le griller 10 minutes de chaque côté, à 5 centimètres de la source de chaleur, en arrosant fréquemment de sauce. *Pour 1 personne.*

Champignons sautés délicieux

10 minutes.

250 g de champignons frais (pour vous assurer une fraîcheur maximale, choisissez uniquement ceux dont le chapeau est bien refermé sur le pied)
1 cuillerée à café de beurre
Sel de mer, succédané de sel, ou assaisonnement sans sel
1 petite cuillerée à soupe de jus de citron frais.

Enlevez l'extrémité du pied des champignons. Coupez-les ensuite dans le sens de la hauteur, en petites lamelles fines. Faites fondre le beurre dans une grande poêle. Ajoutez les champignons, en les remuant légèrement, jusqu'à ce qu'ils commencent à ramollir. Salez et ajoutez le jus de citron. *Pour 3 personnes.*

Aubergines à la sauce vinaigrette au basilic

15 minutes.

6 petites aubergines
1 cuillerée à soupe d'oignon, coupé en tranches fines
1 poivron vert, coupé en petits dés (facultatif)
1 poivron rouge, coupé en petits dés (facultatif).

Sauce vinaigrette au basilic

3 minutes.

1/4 de tasse de basilic frais, haché, *ou* 1 cuillerée à soupe de basilic séché
1 cuillerée à soupe de jus de citron frais
3 cuillerées à soupe d'huile d'olive
1 cuillerée à soupe de moutarde de Dijon
1/4 de cuillerée à café de sel de mer, de succédané de sel, ou d'assaisonnement sans sel
Poivre noir fraîchement moulu (facultatif).

Coupez les aubergines en petites tranches en biais, et placez-les dans un cuit-vapeur couvert. Laissez cuire au-dessus de l'eau bouillante pendant 3 minutes, jusqu'à ce qu'elles soient juste tendres. Disposez-les ensuite dans un plat. Ajoutez l'oignon et les poivrons, si vous le désirez. Mélangez les ingrédients de la vinaigrette dans un bol. Ajoutez cette sauce aux légumes et remuez doucement, en veillant à ne pas abîmer les aubergines. *Pour 3 personnes.*

———————

Jour 19 - Vendredi

Jour de salade

PETIT DEJEUNER

Jus de fruit fraîchement pressé, à volonté, jusqu'à 320 cl ; fruits juteux frais, à volonté, ou salade de fruits ; bananes lorsque vous avez particulièrement faim.
Si c'est possible, il est préférable d'étaler votre consommation de fruits tout au long de la matinée.

DEJEUNER

Continuez à consommer des fruits et des jus de fruits. Vous pouvez également manger des légumes crus, ou, si vous préférez, un plateau de fruits-légumes (voir page 131).

DINER

1/2 melon, *ou* 1/2 melon d'eau, *ou* 1 pamplemousse entier
Salade du fermier *.

Salade du fermier

20 minutes.

1 petite salade romaine ou laitue, lavée, séchée, et grossièrement hachée
2 tasses d'épinards crus, grossièrement hachés
6 radis, coupés en rondelles
1 concombre moyen, pelé et coupé en tranches

1 belle tomate, coupée en dés
1 poivron vert, coupé en lanières
1 petit poivron rouge, coupé en lanières (facultatif)
2 à 4 cuillerées à soupe d'échalotes émincées, selon goût
1/2 tasse de crème fraîche
1 tasse de fromage blanc écrémé
1 cuillerée à café de laurier séché *ou* 1 cuillerée à soupe de laurier frais haché
1 pincée d'estragon séché
  Sel de mer
  Poivre noir fraîchement moulu.

Mélangez tous les légumes dans un grand saladier. Battez ensemble la crème fraîche et le fromage frais. Ajoutez le laurier, l'estragon, le sel et du poivre selon votre goût. Versez le tout sur la salade, et remuez bien. Une salade parfaite pour les amateurs de produits laitiers ! *Pour 2 personnes.*

■ Avant d'aller vous coucher, placez 1 ou 2 belles bananes au freezer en vue de la purée de fruits du lendemain.

Jour 20 - Samedi

PETIT DEJEUNER

Jus de fruit fraîchement pressé, à volonté, jusqu'à 320 cl ; fruits juteux frais, à volonté, ou salade de fruits ; bananes lorsque vous avez particulièrement faim.
Si c'est possible, il est préférable d'étaler votre consommation de fruits tout au long de la matinée.
ou purée de baies *.

DEJEUNER

Jus de fruits frais ou jus de carotte (facultatif)
Crêpes à l'avocat *, *ou* salade Energie (voir page 124).

DINER

Couscous * et petits pois avec salade * *ou* légumes du jardin au four *
Salade aux asperges (voir page 152).

Purée de baies

3 minutes.

1 tasse de jus d'orange, de pomme ou de mandarine frais
1 tasse de baies fraîches ou congelées (fraises, framboises ou mûres)
1 ou 2 belles bananes.

Passez tous les ingrédients au mixer jusqu'à ce que vous obteniez un mélange lisse et épais.

■ Vous pouvez remplacer les baies par n'importe quel fruit de votre choix.

Crêpes à l'avocat

5 minutes.

3 crêpes de froment
1/2 avocat, coupé en 6 tranches
   Mayonnaise ou moutarde
   Epices (facultatif)
   Endives finement émincées.

Faites chauffer les crêpes dans une poêle brûlante et *sèche.* Nappez de mayonnaise ou de moutarde. Placez 2 tranches d'avocat au centre de chaque crêpe. Saupoudrez d'épices. Ajoutez une couche d'endives. Roulez soigneusement. *Pour 1 personne.*

Couscous

15 minutes.

Les recettes de couscous sont nombreuses. Celle-ci est toute simple, mais si la recette qui figure sur votre paquet de couscous vous tente, suivez-la, car elle conviendra à la semoule que vous aurez achetée.

2 tasses d'eau
1 tasse de couscous
2 cuillerées à soupe de beurre
1/4 à 1/2 cuillerée à café de sel de mer.

Amenez l'eau à ébullition. Ajoutez le couscous, le beurre et le sel, et laissez bouillonner doucement en remuant continuellement, pendant environ 2 minutes, ou jusqu'à ce que la plus grande partie de l'eau ait été absorbée. Retirez du feu, couvrez, et laissez reposer 10 à 15 minutes. *Pour 2 ou 3 personnes.*

Petits pois avec salade

25 minutes.

2 cuillerées à soupe de beurre
1 gousse d'ail, coupée en deux ou émincée
3 tasses de petits pois frais ou congelés (si vous utilisez des petits pois congelés, prenez des extra-fins)
1 petite salade romaine ou laitue, grossièrement hachée
1/2 cuillerée à café de thym séché
1/4 de tasse d'eau
   Sel de mer, succédané de sel, ou assaisonnement sans sel
1 cuillerée à soupe de beurre supplémentaire (facultatif)
   Poivre noir fraîchement moulu.

Faites fondre le beurre dans une grande casserole. Ajoutez l'ail, et laissez-le revenir 2 minutes, afin de parfumer le beurre. Retirez l'ail (si la gousse était coupée en deux) et ajoutez les petits pois. Remuez 1 minute puis ajoutez la salade, le thym, l'eau, et le sel. Laissez mijoter dans la casserole couverte sur feu doux pendant 7 ou 8 minutes pour des petits pois congelés, et 10 à 15 minutes pour des petits pois frais, en remuant fréquemment. Si l'eau est absorbée avant que les petits pois soient tendres, vous pouvez en rajouter. Terminez en ajoutant une cuillerée à soupe de beurre, si vous le souhaitez. Vous pouvez utiliser ce mélange pour agrémenter le couscous. *Pour 2 ou 3 personnes.*

Légumes du jardin au four

1 heure.

Cette recette peut se préparer avec n'importe quel mélange de légumes, à l'exception des choux de Bruxelles, qui ont tendance à prendre un goût un peu fort. Les légumes simplement sautés au beurre et dans leur propre jus possèdent un goût unique que l'on ne retrouve par aucune autre de cuisson.

1 tasse de carotte, coupée en petits bâtonnets
2 tasses de pommes de terre, épluchées, coupées en petites tranches *ou* 1 petit chou-fleur, détaillé en bouquets
1 paquet de 450 g de haricots beurre congelés
2 belles aubergines, coupées en petits dés
2 tasses de feuilles de chou ou de bettes, grossièrement hachées
1/4 de tasse de beurre
3 cuillerées à soupe de persil frais haché (facultatif)
1/2 cuillerée à café de sel de mer
   Poivre noir fraîchement moulu.

Préchauffez le four à 200 degrés. Placez tous les légumes dans un grand plat allant au four et muni d'un couvercle. Ajoutez une grosse noix de beurre. Saupoudrez de persil, de sel et de poivre. Couvrez et mettez au four pendant 35 à 40 minutes, jusqu'à ce que les légumes soient tendres.

Remuez en ajoutant le reste du beurre, si vous le souhaitez, et servez avec une salade. Vous pouvez également ajouter ces légumes à une salade pour confectionner la salade de printemps. *Pour 4 personnes.*

■ Avant d'aller vous coucher, placez 2 tasses de melon coupé en dés (1/2 melon) dans un récipient hermétique au freezer pour le sorbet au melon du lendemain.

Jour 21 - Dimanche

PETIT DEJEUNER

Fruits frais et salade de fruits de votre choix, *ou* suprême aux myrtilles et au melon *, et sorbet au melon *.

DEJEUNER

Jus de fruits frais ou jus de carotte (facultatif)
Crêpes aux légumes (voir page 149) ou Taboulé * et/*ou* salade Energie (voir page 124).

DINER

Cocktail de légumes frais, si vous le désirez (voir page 126)
Roulé savoureux au chou * *ou* filets de poisson grillés (voir page 167)
Légumes à la vapeur avec sauce au beurre et au citron *
Concombre au laurier (voir page 168) *ou* chou à l'ancienne (voir page 184).

Suprême aux myrtilles et au melon
10 minutes.

1/2 melon épluché, coupé en petits dés, *ou* 1 mangue, coupée en dés
2 pêches, épluchées et coupées en tranches
1 tasse de myrtilles égrenées
1 petite banane pelée, coupée en tranches (facultatif).

Mélangez tous les fruits. Servez-les avec le sorbet au

melon (voir ci-dessous) au petit déjeuner, au déjeuner ou au dîner, selon votre désir. *Pour 1 personne.*

Sorbet au melon

3 minutes.

1/2 melon, coupé en dés.

Mettez les petits morceaux de fruits dans une centrifugeuse, puis dans le freezer. Vous obtiendrez un merveilleux dessert glacé, sans produits chimiques, sans additifs, sans produits laitiers, et sans sucre ! Vous pouvez utiliser tous les fruits : melon, banane, fraises, etc., seuls ou associés. Si vous ne possédez pas de centrifugeuse, vous pouvez confectionner des sorbets à l'aide d'un mixer.

Taboulé

45 minutes.

1 tasse de couscous ou de boulgour
1 1/2 ou 2 tasses d'eau
1/2 tasse de persil frais, haché
1/2 cuillerée à soupe d'échalotes, émincées
2 cuillerées à soupe de menthe fraîche hachée (que vous pouvez éventuellement remplacer par 2 cuillerées à café de menthe séchée)
2 cuillerées à soupe d'huile d'olive
2 cuillerées à café de jus de citron frais
1/2 cuillerée à café de sel, de succédané de sel, ou d'assaisonnement sans sel
Poivre noir fraîchement moulu (facultatif)
1 petite tomate, hachée (facultatif).

Mettez le couscous ou le boulgour dans un saladier. Ajoutez l'eau et mélangez. Laissez tremper jusqu'à ce que toute l'eau soit absorbée, c'est-à-dire de 30 à 60 minutes. Ajoutez le persil, les échalotes, la menthe, l'huile d'olive, le jus de citron, le sel et le poivre, si vous le désirez. Mélangez bien. Ajoutez la tomate et remuez doucement. Servez à température ambiante, ou placez au réfrigérateur jusqu'au moment de servir. *Pour 4 personnes.*

Roulé savoureux au chou

1 h 15.

1 cuillerée à soupe de beurre
4 tasses de chou, finement râpé
2 tasses de bettes, coupées en lamelles
1 cuillerée à soupe de raisins de Corinthe (facultatif)
1 petit oignon, coupé en tranches fines
2 échalotes, hachées
2 cuillerées à soupe de laurier frais, haché *ou* 1 cuillerée à café de laurier séché
2 cuillerées à soupe de ciboulette ou de persil frais, haché
1/2 cuillerée à café de sel, de succédané de sel, ou d'assaisonnement sans sel.

Préparation de la farce

Faites fondre le beurre dans une grande casserole. Ajoutez le chou et les bettes, les raisins de Corinthe, l'oignon et les échalotes. Laissez cuire sur feu assez vif, en remuant fréquemment, pendant 3 ou 4 minutes, jusqu'à ce que les bettes commencent à dorer. Ajoutez le laurier, la ciboulette et le sel, et laissez cuire 1 minute sur feu fort, en remuant bien pour mélanger les herbes aux légumes. Laissez de côté.

Préparation des champignons

1 cuillerée à soupe de beurre
250 grammes de champignons frais, coupés en tranches
1 cuillerée à café de jus de citron.

Faites fondre le beurre dans une grande poêle. Ajoutez les champignons, et faites sauter rapidement sur feu vif, en remuant fréquemment, jusqu'à ce qu'ils commencent à devenir tendres. Retirez du feu, arrosez de jus de citron, et ajoutez au mélange de légumes. Mélangez soigneusement.

Confection du roulé

4 feuilles de pâte brisée surgelée, décongelée
2 cuillerées à soupe de beurre fondu
4 cuillerées à soupe de pain complet émietté.

Préchauffez le four à 225 degrés. Egouttez le mélange de champignons et de légumes à travers une passoire fine. Beurrez légèrement une feuille de pâte. Placez cette feuille sur un linge humide. Arrosez-la de beurre liquide, et disposez une deuxième feuille sur la première. Saupoudrez deux cuillerées à soupe de mie de pain sur la moitié gauche de la pâte. Repliez le côté droit en recouvrant la mie de pain, de manière à former un rectangle. Nappez légèrement de beurre fondu. Disposez la moitié du mélange de légumes sur le dessus de ce rectangle en vous arrêtant à quelques centimètres de l'extrémité de chaque côté. Pliez la pâte de manière à recouvrir les légumes. Puis roulez soigneusement. Placez le roulé sur la plaque du four en tournant l'ouverture vers le bas. Recouvrez encore d'une fine couche de beurre fondu. Répétez l'opération pour le deuxième roulé. Faites cuire au four environ 30 minutes. Coupez chaque roulé en trois ou quatre morceaux. *Pour 3 ou 4 personnes.*

Légumes à la vapeur
avec sauce au beurre et au citron

20 minutes.

6 jeunes carottes tendres, coupées en petits dés
2 petites aubergines
2 courgettes moyennes
2 cuillerées à soupe de beurre, fondu
2 cuillerées à café de jus de citron.

Placez les carottes dans un cuit-vapeur couvert, et faites cuire environ 10 minutes au-dessus de l'eau bouillante. Ajoutez les aubergines et les courgettes entières, et laissez cuire de 5 à 7 minutes, jusqu'à ce qu'elles soient juste tendres. Placez les légumes sur un plat de service. Coupez les courgettes en petits dés. Mélangez le beurre et le jus de citron dans un bol et versez sur les légumes. Remuez doucement. *Pour 4 personnes.*

Jour 22 - Lundi

Journée tout-fruits

PETIT DEJEUNER

Jus de fruits frais.

DEJEUNER

Jus de fruits frais, salade de fruits de votre choix, ou fruits assortis ; sorbet au melon (voir page 195) si vous le désirez.

DINER

Fruits frais
Cocktail de fraises (voir page 180) si vous le désirez.

■ La journée tout-fruits est votre alliée la plus précieuse pour l'entretien et le rajeunissement de votre corps. Elle est un élément déterminant de l'amaigrissement.

———————————

Jour 23 - Mardi

PETIT DEJEUNER

Jus de fruit fraîchement pressé, à volonté, jusqu'à 320 cl ; fruits juteux frais, à volonté, ou salade de fruits ; bananes lorsque vous avez particulièrement faim.
Si c'est possible, il est préférable d'étaler votre consommation de fruits tout au long de la matinée.

DEJEUNER

Jus de fruits frais ou jus de carotte (facultatif)
Noix et concombre (voir page 138), *ou* roulés de romaine *.

DINER

Cocktail de légumes frais, si vous le désirez (voir page 126)
Plateau de légumes à la vapeur * *ou* artichauts à la vapeur * et salade César (voir page 140)
Salade de maïs au curry *, si vous le désirez.

Roulés de romaine

15 minutes.
Il s'agit d'un plat succulent d'origine mexicaine. Les aliments sont roulés dans des feuilles de salade. La farce est composée d'avocat et de divers autres légumes.

1 bel avocat
1 belle tomate, grossièrement hachée
1 petit concombre, épluché et haché

1 cuillerée à soupe d'oignon rouge, haché (facultatif)
1 ou 2 tasses d'endives émincées
1 cuillerée à café de moutarde forte (facultatif)
1 cuillerée à soupe de jus de citron frais
1 salade romaine, nettoyée et séchée.

Coupez l'avocat en deux dans le sens de la longueur. Enlevez le noyau et laissez-le de côté. Retirez la pulpe de la peau et mettez-la dans un saladier. Ecrasez la pulpe soigneusement avec une fourchette. (Si vous n'utilisez pas l'avocat immédiatement, placez-le dans un récipient *avec son noyau*. Cela l'empêchera de noircir.) Ajoutez la tomate et le concombre, puis l'oignon, si vous le désirez, la moutarde et le jus de citron. Ajoutez ensuite les endives, en remuant. Disposez les feuilles de salade en forme de fleur autour d'un grand plat. Placez au centre le mélange à base d'avocat. Pour le déguster, versez une cuillerée à soupe d'avocat au centre d'une feuille de salade que vous roulerez. *Pour 2 personnes.*

––––––––––

Plateau de légumes à la vapeur
45 minutes.

4 betteraves
4 pommes de terre nouvelles, non épluchées, *ou* 4 navets, épluchés
4 carottes moyennes
3 belles branches de brocoli avec les fleurettes
1/2 chou moyen
4 petites aubergines
  ou un assortiment de légumes de votre choix
1/4 de tasse de beurre fondu, *ou* de sauce aux herbes et au beurre
  Quelques gouttes de jus de citron frais (facultatif).

Epluchez les betteraves et les carottes ; nettoyez les pommes de terre ou les navets, faites-les cuire à la vapeur pendant environ 20 minutes, jusqu'à ce qu'ils soient justes tendres lorsque vous les percez à l'aide d'un couteau pointu. Retirez du feu, et épluchez les pommes de terre, si vous le désirez. Laissez de côté.
Coupez les parties épaisses des brocolis, en conservant environ 10 centimètres de tige et les fleurettes. Coupez le chou en quatre. Placez les brocolis, le chou et les aubergines entières dans le cuit-vapeur, couvert, et laissez cuire au-dessus de l'eau bouillante environ 15 minutes. Retirez

du feu. Coupez les brocolis et les aubergines en tranches dans le sens de la longueur. Coupez les betteraves, les pommes de terre et les carottes en petits dés.

Disposez les légumes verts au centre d'un plat ; entourez-les des betteraves, des pommes de terre et des carottes. Servez avec du beurre fondu additionné de jus de citron, ou avec de la sauce aux herbes et au beurre. *Pour 3 ou 4 personnes.*

■ Un repas de ce genre, à base de légumes cuits à la vapeur et à haute teneur en eau, accélérera l'élimination de vos kilos superflus.

Artichauts à la vapeur

50 minutes.

Les artichauts sont délicieux et faciles à préparer. Ils ne sont pas lourds, mais ils vous rassasieront toujours lorsque vous aurez envie de nourriture consistante. Désormais, vous pouvez les considérer comme un plat de résistance, et non plus comme une entrée. Choisissez des artichauts dont les feuilles ne sont pas trop écartées. Plus l'artichaut est fermé, plus il est frais.

4 artichauts
1 feuille de laurier (facultatif)
1 gousse d'ail (facultatif)
Quelques branches de céleri (facultatif).

Coupez l'extrémité de la queue des artichauts. Vous pouvez également, si vous le souhaitez, retirer la pointe dure de chacune des feuilles. Lavez les artichauts, en veillant à ne pas laisser d'eau à l'intérieur, afin qu'ils ne ramollissent pas lors de la cuisson. Mettez-les dans un cuit-vapeur, couvert, et laissez cuire au-dessus de l'eau bouillante à laquelle vous aurez ajouté la feuille de laurier, l'ail et les branches de céleri. La cuisson dure de 35 à 45 minutes, selon la grosseur des artichauts. Ils sont prêts lorsque les feuilles extérieures se retirent facilement. Servez avec du beurre fondu ou avec la sauce aux herbes et au beurre (voir ci-dessous). *Pour 2 à 4 personnes.*

Sauce aux herbes et au beurre

7 minutes.

1/4 de tasse de beurre
1 échalote émincée
1 cuillerée à café de moutarde de Dijon
1 cuillerée à soupe de cerfeuil frais *ou* 1 cuillerée à café de cerfeuil séché
1 cuillerée à soupe de thym frais *ou* 1 cuillerée à café de thym séché
1 cuillerée à soupe de persil frais, haché
1/4 de cuillerée à café de sel (facultatif).

Faites fondre le beurre. Ajoutez l'échalote, et faites-la dorer légèrement. Versez le tout dans un mixer. Ajoutez la moutarde, les herbes et le sel, si vous le désirez, et battez jusqu'à ce que le mélange soit lisse. Servez chaud, sur des légumes.

Salade de maïs au curry

20 minutes.

1 cuillerée à soupe d'huile de tournesol
1/2 tasse d'oignon rouge, coupé en petits morceaux
1/2 tasse de poivron rouge, coupé en petits dés
1/2 tasse de poivron vert, coupé en petits dés
1/2 cuillerée à café de curry en poudre
1/2 cuillerée à café d'origan séché
1/4 de cuillerée à café de safran
4 tasses de maïs cuit (si vous utilisez du maïs frais, ce qui est préférable lorsque vous en trouvez, faites d'abord cuire le maïs à la vapeur pendant 10 minutes, puis retirez les grains de l'épi)
1/2 tasse d'olives fourrées au piment, coupées en tranches
1/2 tasse de mayonnaise
3/4 de cuillerée à café de sel, de succédané de sel, ou d'assaisonnement sans sel
2 cuillerées à soupe de ciboulette fraîche, hachée (facultatif).

Faites chauffer l'huile dans une grande poêle. Ajoutez l'oignon, et faites-le dorer légèrement. Ajoutez ensuite le poivron rouge et le poivron vert, et laissez sauter jusqu'à ce qu'ils commencent à dorer. Ajoutez le curry en poudre, l'origan, le safran, et remuez sur le feu pendant 1 minute. Mettez alors le maïs dans la poêle, et tout en remuant, ajoutez les olives, puis la mayonnaise et le sel ; mélangez bien et retirez vite du feu. Saupoudrez de ciboulette. *Pour 3 personnes.*

Jour 24 - Mercredi

PETIT DEJEUNER

Jus de fruit fraîchement pressé, à volonté, jusqu'à 320 cl ; fruits juteux frais, à volonté, ou salade de fruits ; bananes lorsque vous avez particulièrement faim.
Si c'est possible, il est préférable d'étaler votre consommation de fruits tout au long de la matinée.

DEJEUNER

Jus de fruits frais ou jus de carotte (facultatif)
Salade Energie (voir page 124) *ou* crêpes New York aux légumes (voir page 136).

DINER

Cocktail de légumes frais, si vous le désirez (voir page 126)
Poulet rôti à l'ail (voir page 185) *ou* pommes de terre en sauce *
Salade de céleri-rave * *ou* salade verte à la parisienne (voir page 129)
Asperges à l'italienne * *ou* brocolis au beurre et au citron *.

Pommes de terre en sauce

40 minutes.

2 belles pommes de terre, épluchées et coupées en quatre
2 courgettes
2 belles aubergines
1 belle carotte, épluchée et coupée en tranches de 1 centimètre

2 tasses de haricots verts ou de petits pois frais ou surgelés
2 cuillerées à soupe de beurre
1/2 cuillerée à café de sel, de succédané de sel, ou d'assaisonnement sans sel.

Mettez les pommes de terre, les courgettes et les aubergines dans un cuit-vapeur couvert, et laissez cuire au-dessus de l'eau bouillante pendant 5 à 7 minutes. Retirez les courgettes et laissez cuire les pommes de terre et les aubergines un peu plus longtemps, environ 20 minutes, jusqu'à ce qu'elles soient également tendres. Dans un autre cuit-vapeur, placez les carottes et les haricots ou les petits pois, et laissez-les cuire environ 15 minutes ; ils doivent être légèrement croquants. Si vous utilisez des haricots ou des petits pois congelés, faites cuire les carottes pendant 10 minutes, puis ajoutez les haricots ou les petits pois et poursuivez la cuisson pendant 5 minutes. Si vous utilisez des haricots ou des petits pois frais, laissez-les cuire 20 minutes et faites cuire les carottes séparément pendant 15 minutes. Placez les carottes et les haricots ou les petits pois sur un plat de service. Coupez les aubergines et les courgettes en petites tranches, et ajoutez-les au plat. Coupez les pommes de terre en petits morceaux, et disposez-les également sur le plat. Ajoutez le beurre et assaisonnez. Remuez bien et servez. La diversité des arômes et des aliments rend ce plat absolument délicieux. *Plat de résistance pour 2 personnes.*

Salade de céleri-rave

15 minutes.

1 céleri-rave moyen
2 cuillerées à soupe de jus de citron frais
1/2 tasse de mayonnaise
2 cuillerées à café de moutarde de Dijon.

Coupez le céleri en tranches très fines. Epluchez chaque tranche, puis coupez-les en morceaux plus petits. Faites-les cuire avec le jus de citron dans quatre tasses d'eau bouillante pendant 15 minutes à petit feu et couvert. Egouttez. Laissez refroidir. Mélangez la mayonnaise et la moutarde. Ajoutez cette sauce au céleri. Servez. *Pour 4 personnes.*

Asperges à l'italienne

10 minutes.

500 grammes d'asperges
1 cuillerée à soupe d'huile d'olive
1 cuillerée à café de jus de citron frais.

Coupez l'extrémité dure des asperges. Faites bouillir un litre d'eau dans une grande casserole. Plongez-y les asperges et laissez bouillir, sans couvrir, pendant 10 minutes, jusqu'à ce que les asperges soient juste tendres. Retirez-les de l'eau. Mettez-les immédiatement dans le plat de service, où vous les arroserez d'un mélange d'huile d'olive et de jus de citron. *Pour 2 à 4 personnes.*

Brocolis au beurre et au citron

10 minutes.

3 à 4 branches de brocoli avec fleurettes
2 cuillerées à soupe de beurre
2 cuillerées à café de jus de citron.

Coupez l'extrémité dure de la tige des brocolis. (Gardez les morceaux de tiges pour les brocolis à la japonaise (voir page 147), les potages, ou les plats à base de légumes.) Mettez-les dans un cuit-vapeur couvert, et laissez cuire au-dessus de l'eau bouillante pendant 10 minutes. Les brocolis doivent être tendres lorsque vous piquez les tiges de l'extrémité d'un couteau.

Faites fondre le beurre à feu doux dans une petite casserole. Ajoutez le jus de citron en remuant. Versez la sauce sur les brocolis chauds. *Pour 2 personnes.*

Jour 25 - Jeudi

PETIT DEJEUNER

Jus de fruit fraîchement pressé, à volonté, jusqu'à 320 cl ; fruits juteux frais, à volonté, ou salade de fruits ; bananes lorsque vous avez particulièrement faim.
Si c'est possible, il est préférable d'étaler votre consommation de fruits tout au long de la matinée.

DEJEUNER

Jus de fruits frais ou jus de carotte (facultatif)
Petit pain complet fourré (voir page 165), *ou* salade Energie (voir page 124).

DINER

Cocktail de légumes frais, si vous le désirez (voir page 126)
Potage doré aux pommes de terre * *ou* bisque de carottes et de poireaux (voir page 176)
Champignons chinois à la poêle avec aubergines et légumes *
Concombre au laurier (voir page 168).

Potage doré aux pommes de terre
30 minutes.

2 cuillerées à soupe de beurre
1 cuillerée à café d'huile de tournesol
1 gousse d'ail, émincée

1 bel oignon, grossièrement haché
2 tasses de céleri, haché
5 pommes de terre moyennes ou 8 petites pommes de terre nouvelles, épluchées et coupées en petits dés
6 à 8 petites courgettes, coupées en petites rondelles.
1 cube de bouillon de légumes
1 cuillerée à café de thym séché
1/4 de cuillerée à café d'estragon séché
1/2 cuillerée à café de sauge séchée
Sel, succédané de sel, ou assaisonnement sans sel
1 pincée de poivre de Cayenne
7 tasses d'eau.

Faites fondre le beurre et chauffer l'huile dans un faitout. Ajoutez l'ail, l'oignon et le céleri, et laissez dorer légèrement en remuant. Ajoutez alors les pommes de terre, les courgettes, le cube de bouillon, le sel, le cayenne, les herbes et l'eau. Chauffez jusqu'à ébullition. Laissez bouillonner doucement dans le faitout couvert, pendant 20 minutes, jusqu'à ce que les légumes soient tendres. Passez le tout au mixer. Réchauffez doucement, en remuant afin que le potage n'attache pas. *Pour 4 personnes.*

Champignons chinois à la poêle avec aubergines et légumes

45 minutes.

Voici une technique de cuisson que vous pouvez appliquer à n'importe quels légumes. Vous trouverez des champignons chinois en sachets dans les rayons de produits exotiques, mais vous pouvez les remplacer par d'autres champignons, secs ou frais. Les aubergines peuvent être remplacées par des brocolis ou des petits pois ; dans ce cas, les légumes devront être blanchis ou précuits avant d'être utilisés dans la recette.

2 tasses de champignons noirs séchés
2 tasses de bouillon de légumes
2 tasses d'aubergine
7 échalotes
4 tasses de chou, finement émincé, ou de bettes
1 cuillerée à soupe d'huile de tournesol.

Faites tremper les champignons dans du bouillon de légumes jusqu'à ce qu'ils soient complètement réhydratés, soit environ 30 minutes. Pendant ce temps, coupez les aubergines et les échalotes en tranches. Egouttez les champignons, en conservant le bouillon pour la sauce et la préparation finale. Supprimez l'extrémité de la tige des champignons, et coupez les plus gros champignons en deux. Mettez-les dans un saladier avec les aubergines.

Assaisonnement

1 gousse d'ail émincée
1 cuillerée à café de gingembre frais, émincé, *ou* 1/2 cuillerée à café de gingembre en poudre
2 cuillerées à soupe d'huile de tournesol.

Emincez l'ail et le gingembre. Mettez-les dans un bol et recouvrez d'huile de tournesol.

Sauce

1 tasse du bouillon de légumes utilisé pour les champignons
3 cuillerées à soupe de sauce au soja
1 cuillerée à café de miel
2 cuillerées à café de jus de citron frais ou de xérès sec
1/2 cuillerée à café de curry en poudre.

Mélangez soigneusement tous les ingrédients.

Préparation de dernière minute

Préparez les ingrédients afin qu'ils soient facilement accessibles dans l'ordre suivant : 1) huile 2) assaisonnement 3) échalotes, aubergines, champignons, chou 4) sauce.

Versez l'huile dans la poêle préchauffée sur feu très vif. Ajoutez immédiatement l'assaisonnement, pius les échalotes, et remuez. Ajoutez rapidement les champignons et les aubergines, en remuant sans arrêt. Si les aubergines commencent à roussir, ajoutez quelques cuillerées à café de bouillon de légumes. Continuez à remuer jusqu'à ce que les aubergines et les échalotes prennent une teinte vive. Aioutez alors le chou. touiours sans cesser de remuer, puis la sauce toujours en remuant jusqu'à ce que le chou soit doré. Disposez sur un plat et servez immédiatement. *Pour 3 ou 4 personnes.*

Jour 26 - Vendredi

Jour de salade

PETIT DEJEUNER

Jus de fruits frais.

DEJEUNER

Jus de fruits et fruits tout au long de la journée.

DINER

1 papaye, *ou* 5 tranches d'ananas frais, *ou* 1 pamplemousse
Salade de fruits de mer cantonaise *.

Salade de fruits de mer cantonaise
45 minutes.

2 tasses de bettes
2 tasses de germes de soja
2 tasses de fèves
1/2 tasse de carotte râpée (facultatif)
1 tasse de champignons frais ou de champignons noirs chinois séchés
   (facultatif)
2 cuillerées à café d'huile de tournesol (facultatif)
3 tasses de crevettes, de crabe ou de chair d'autres crustacés
4 tasses de salade romaine, grossièrement hachée
2 tasses d'épinards, grossièrement hachés, *ou* de chou, finement haché.

Faites tremper les champignons secs ou frais dans de
l'eau tiède jusqu'à ce qu'ils gonflent et ramollissent (environ

30 minutes). Nettoyez les bettes et coupez-les en lamelles fines. Coupez les germes de soja en deux ou en trois. Epluchez les fèves et faites-les blanchir dans l'eau bouillante pendant 1 minute. Egouttez-les et mettez-les *immédiatement* sous un jet d'eau froide, ou plongez-les dans un récipient plein d'eau glacée. Séchez-les et coupez-les en deux en diagonale.

Faites blanchir la carotte 1 minute dans l'eau bouillante. Egouttez-la et passez-la immédiatement sous l'eau froide ou plongez-la dans un récipient d'eau glacée.

Egouttez les champignons et conservez l'eau de trempage pour un autre plat. Séchez-les et coupez-les en petites lamelles. Vous pouvez les utiliser crus, ou les faire sauter à l'huile jusqu'à ce qu'ils soient tendres.

Si vous utilisez des crevette fraîches, plongez-les avec leur carapace dans l'eau bouillante, et laissez bouillir 3 ou 4 minutes, jusqu'à ce qu'elles prennent une teinte rose clair. Egouttez-les et passez-les sous l'eau froide. Retirez les carapaces, coupez chaque crevette en deux dans le sens de la longueur, et retirez les éventuels déchets à l'aide d'une serviette en papier humide. Si vous utilisez des crevettes congelées, faites-les cuire à la vapeur pendant 5 minutes, afin de les dégeler. Egouttez-les soigneusement. Si vous utilisez du crabe, retirez tous les petits cartilages. Dans un grand saladier, mélangez les crevettes ou le crabe avec les légumes.

Assaisonnement cantonais

5 minutes.

2 cuillerées à soupe de ciboulette émincée (facultatif)
1 cuillerée à soupe d'échalotes émincées
1/4 de cuillerée à café de gingembre séché *ou* 1/2 cuillerée à café de gingembre frais, émincé
1 cuillerée à café d'huile de sésame
1/2 cuillerée à café de miel
2 cuillerées à soupe de jus de citron frais
2 cuillerées à soupe d'huile de tournesol
1 cuillerée à café de sauce barbecue ou de sauce au tofu
1 cuillerée à soupe de sauce au soja
1/4 de cuillerée à café de sel (facultatif).

Mélangez tous les ingrédients, et remuez bien. Versez sur la salade. *Pour 2 personnes.*

Jour 27 - Samedi

PETIT DEJEUNER

Jus de fruits frais et compote de pommes*.

DEJEUNER

Jus de fruits frais ou jus de carotte (facultatif)
Crêpes aux légumes (voir page 149), ou crêpes à l'avocat
(voir page 191), ou roulés de romaine (voir page 199).

DINER

Cocktail de légumes frais, si vous le désirez (voir page 126)
Potage du jardin (voir page 145) ou potage aux lentilles à
l'ancienne*
Pain de maïs au miel* ou toasts au pain complet*
Chou à l'ancienne (voir page 184).

Compote de pommes

5 minutes.

1/2 tasse de jus de pomme frais ou 1/2 tasse d'eau
2 belles pommes, pelées et coupées en quartiers
1/2 cuillérée à café de cannelle ou de noix muscade, ou 1/4 de cuillerée
    à café de chaque épice
1 banane fraîche ou 1/2 papaye ou 2 kakis mûrs (très tendres) (facultatif).

Passez tous les ingrédients au mixer. Battez jusqu'à ce que le mélange soit bien lisse. La compote de pommes crue est la seule qui soit bénéfique à notre organisme. Les compotes cuites sont acides et font plus de mal que de bien. Veillez à consommer cette compote à jeun. *Pour 1 ou 2 personnes.*

Potage aux lentilles à l'ancienne

1 h 15.

8 tasses d'eau
1 gousse d'ail, émincée
1 bel oignon blanc, haché
2 belles carottes, grossièrement râpées
2 branches de céleri, grossièrement hachées
1 tasse 1/2 de lentilles
1 cube de bouillon de légumes
1/2 cuillerée à café de thym séché
1 cuillerée à café d'origan séché
1 à 2 cuillerées à soupe de persil frais, haché
1 cuillerée à café de paprika
1/2 cuillerée à café d'épices variées (facultatif)
1/2 cuillerée à café de sel de mer (facultatif)
1 tasse de maïs frais ou congelé (facultatif).

Faites chauffer l'eau dans un faitout. Quand elle bout, ajoutez l'ail, l'oignon, les carottes, le céleri, les lentilles, et le bouillon de légumes, le thym, l'origan et les épices. Laissez bouillonner à petit feu dans la marmite couverte, pendant 1 heure. Si vous désirez un potage de consistance plus crémeuse, vous pouvez passer la moitié des ingrédients au mixer. Réchauffez et ajoutez le maïs, si vous le désirez. Laissez bouillir encore 5 minutes. Ajoutez le persil, tout en remuant. *Plat de résistance pour 3 personnes.*

Pain de maïs au miel

35 mn à 1 heure.

1 tasse de farine de maïs
1 tasse de farine de froment complète
1/2 cuillerée à café de sel
1 cuillerée à café de levure
1 cuillerée à café de bicarbonate de soude

1/4 de tasse de miel
1 œuf battu
1 cuillerée à soupe d'eau
2 tasses de petit-lait
1 cuillerée à café de beurre
2 tasses de maïs frais ou congelé (facultatif).

Préchauffez le four à 200 degrés. Mélangez les ingrédients secs. Ajoutez les ingrédients liquides en remuant. Puis ajoutez le maïs. *Ne mélangez pas trop !* Le pain de maïs doit être un peu grumeleux. Versez la pâte dans un moule long bien beurré. Laissez cuire 30 minutes si vous n'avez pas utilisé le maïs, 55 minutes avec le maïs. Le pain est cuit lorsque vous pouvez piquer une pointe de couteau au centre et l'en ressortir propre. Laissez légèrement refroidir avant de couper en tranches. *Pour 3 personnes.*

■ Vous pouvez préparer la pâte plusieurs heure à l'avance et la laisser au réfrigérateur (couverte) dans son moule jusqu'à 30 minutes avant la cuisson.

Toasts au pain complet

10 minutes.

2 petits pains complets, coupés en deux
2 cuillerées à soupe de beurre légèrement fondu
1 petite gousse d'ail
1/2 cuillerée à café de thym séché
1/2 cuillerée à café de sarriette séchée.

Ecrasez l'ail et mélangez-le au beurre. Ajoutez les herbes. Etalez le beurre sur les demi-pains. Passez au gril 5 minutes, jusqu'à ce que le pain soit doré. *Pour 4 personnes.*

■ Avant de vous coucher, mettez 2 bananes ou 2 bananes et demie au freezer pour le cocktail du lendemain.

Jour 28 - Dimanche

PETIT DEJEUNER

Jus de fruits frais, purée de fruits *ou* de baies (voir pages 173 et 190), *ou* plateau de fruits pour petit déjeuner, si vous le désirez.

DEJEUNER

Reste de potage aux lentilles et de chou à l'ancienne de la veille, *ou* sandwich bien associé (voir page 124, *ou* cocktail à la banane *.

DINER

Cocktail de légumes frais, si vous le désirez (voir page 126)
Crêpes New York aux légumes (voir page 136)
Pommes de terre rôties croustillantes *
Reste de chou à l'ancienne, *ou* légumes verts avec sauce crémeuse à l'avocat *.

Plateau de fruits pour petit déjeuner
15 minutes.

1 melon, coupé en petits dés
3 tasses de pastèque, coupée en dés
4 kiwis, pelés et coupés en tranches
1 grosse ou 2 petites papayes, pelées et coupées en tranches
2 tasses de raisin blanc sans pépins

6 gros grains de raisin noir
1 belle poire, épluchée et coupée en petits morceaux.

Sur un grand plat rond, disposez les dés de melon et de pastèque, les tranches de kiwi et de papaye et les grains de raisin blanc. Disposez les grains de raisin noir autour du plat, en les alternant avec des morceaux de poire.

Servez avec le coulis de fruits de votre choix (voir page 149). Pour *6 personnes.*

Cocktail à la banane

3 minutes.

1 tasse de lait d'amande fraîche (voir page 180)
2 bananes
Noix muscade.

Passez au mixer le lait d'amande, les bananes pelées et ajoutez la noix muscade selon votre goût. Battez jusqu'à ce que le mélange soit crémeux. *Pour 1 personne.*

Pommes de terre rôties croustillantes

35 minutes.

Un régal pour les amateurs de pommes de terre ! Mais bien qu'il s'agisse d'un plat délicieux, n'en consommez pas trop, car cela ralentirait votre amaigrissement. Considérez ce plat comme une gâterie à ajouter à votre nouveau répertoire culinaire.

5 pommes de terre nouvelles
1 ou 2 cuillerées à soupe de beurre fondu
1 pincée d'épices variées, ou d'une épice particulière de votre choix.

Pelez ou grattez les pommes de terre et mettez-les dans un cuit-vapeur couvert, au-dessus de l'eau bouillante pendant 20 minutes, ou jusqu'à ce qu'elles soient tendres lorsque vous les piquez avec la pointe d'un couteau. Les pommes de terre doivent être cuites mais fermes. Laissez-les refroidir et coupez-les en petites tranches. Disposez-les sur la plaque du four, et nappez-les de beurre. Saupoudrez d'épices, et placez la plaque le plus près possible du gril ; laissez cuire jusqu'à ce que les pommes de terre soient croustillantes et dorées, soit environ 10 minutes. Il n'est pas nécessaire de les retourner. *Pour 2 personnes.*

Légumes verts avec sauce crémeuse à l'avocat
15 minutes.

1 assortiment de salades vertes (laitue, batavia, frisée, romaine)
2 tasses de feuilles d'épinards
1 tasse d'endives émincées (facultatif)
1 petit concombre, épluché et coupé en tranches
2 tasses de germes frais, selon votre goût
1/2 tasse d'olives (facultatif) *ou* 1 tasse de champignons.

Nettoyez et séchez soigneusement la salade verte, et coupez-la en lanières. Coupez de même les épinards en petits morceaux. Mélangez la salade verte et les épinards dans un grand saladier. Ajoutez les endives, si vous le souhaitez, le concombre, et les germes.

Sauce crémeuse à l'avocat
5 minutes.

1 avocat
1 petite gousse d'ail émincée
1/4 de tasse d'eau
2 cuillerées à café d'huile d'olive
2 cuillerées à soupe de crème fraîche sans matières grasses
1 cuillerée à soupe de laurier frais *ou* 1 cuillerée à café de laurier séché
1/2 cuillerée à café de miel
1/2 cuillerée à café de sel, de succédané de sel, ou d'assaisonnement sans sel
2 cuillerées à soupe de jus de citron.

Coupez l'avocat en deux. Epluchez-le, retirez le noyau, et coupez la chair en gros dés. Mettez tous les ingrédients dans le mixer. Battez jusqu'à ce que vous obteniez un mélange crémeux et lisse. *Pour 2 tasses.*

Confection de la salade
Versez une demi-tasse de sauce sur les légumes. Remuez bien. Ajoutez des fines herbes hachées, si vous le désirez, et les olives. Remuez doucement. *Pour 2 personnes.*

■ Conservez le reste de sauce dans votre réfrigérateur, pas plus de 48 heures, pour assaisonner des légumes cuits ou des crudités.

EN CONCLUSION

Nous avons perfectionné ce programme au cours des quinze dernières années. De toute évidence, il ne s'agit pas d'un régime draconien de courte durée ; son objectif est de vous mettre en harmonie avec vos besoins physiologiques et les cycles naturels de votre organisme, et de vous indiquer comment il faut vous nourrir pour maîtriser votre poids et développer votre énergie.

Si vous n'avez pas encore atteint le poids dont vous rêvez, soyez certain que vous y parviendrez si vous continuez à prendre des repas à base d'aliments riches en eau et bien associés, et exclusivement des fruits le matin. Persévérez ! En respectant les principes exposés dans cet ouvrage, vos kilos superflus ne seront bientôt que des mauvais souvenirs et vous vous sentirez dynamique et en pleine santé.

Si vous souhaitez accélérer votre progression, cherchez dans le programme les jours riches en énergie où vous consommerez uniquement des fruits, et ceux où la salade sera le plat de résistance. Ce sont les journées où vous perdrez le plus de poids. Il faut garder à l'esprit deux principes extrêmement importants : tout d'abord, les aliments concentrés, protéines et hydrates de carbone, doivent être bien associés et ne pas représenter plus de 30 pour 100 de vos repas d'une journée ; par ailleurs, les fruits sont vos alliés les plus précieux pour l'entretien et le soin de votre corps. S'ils sont consommés correctement et en bonnes quantités, ils vous permettront de ne plus jamais connaître de problème de poids.

L'aspect le plus important de ce programme tient au fait qu'il s'agit d'un **mode de vie,** et non d'une série de règles absolues qu'il faut observer à tout prix. Vous pouvez choisir les points de ce programme qui vous intéressent particulièrement. Si certains vous paraissent mieux adaptés que d'autres à votre façon de vivre, prenez-les comme **base de départ** ! Vous passerez ensuite aux autres points du programme. Chaque jour vous fera faire un pas en avant et vous finirez par atteindre votre double objectif : la minceur et la santé. L'essentiel est le **but,** et non la rapidité.

Nous serons très heureux d'avoir pu vous aider à perdre du poids, et d'avoir contribué à l'amélioration de la longueur et de la qualité que vous donnerez à votre vie.

La santé et la vitalité, avec tous leurs bienfaits, sont des droits naturels pour chacun de nous !

Que la santé soit toujours votre objectif et votre récompense !

Index des recettes

N.B. Les mesures impériales équivalentes aux mesures métriques rencontrées dans ce livre sont données à la page 122.

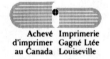

Achevé   Imprimerie
d'imprimer Gagné Ltée
au Canada Louiseville